母性
看護学実習
ハンドブック

編集 細坂泰子

中央法規

はじめに

　母性看護学に関連するカリキュラムでは，母性看護学4単位と母性看護学臨地実習2単位が2022年の改正カリキュラムで必須となっています。母性看護学は妊娠・出産・育児を中心とした女性の生涯をケアする看護学ではありますが，対象は周産期にある女性とその子どもだけではなく，女性を取り巻く家族や地域社会も対象に含まれます。そのため，母性看護学の知識・技術は母性看護学実習科目に役立つだけでなく，他科目の理解を進めるために必要となりますし，もちろん看護師国家試験のためにも必要です。男子学生のなかには，産婦人科には就職しないからと，母性看護学を学ぶことや臨地実習に消極的になる人もいるかもしれませんが，看護師としての役割だけでなく，男性として，父親として，対象やその家族を支援できることや知識を基盤に女性を深く理解できるのは，強みになるのではないでしょうか。

　卵子が月に1回しかない排卵後48時間以内に精子と出会って受精卵にならなければ，妊娠には至りません。かつ，受精卵になったとしても子宮に着床できるのはおよそ3割で，妊娠自体が確率的に低いといえます。しかし，妊娠が成立すると，体内ではホルモンが分泌され，子宮が厚くなり，40週という寿命をもつ胎盤という臓器をつくるといった変化が生じます。妊娠自体は奇跡の連続なのに，維持する機構は解剖生理学的に理にかなったダイナミックな変化の連続です。この変化の面白さを，本書では皆さんと共有していきたいと思っています。

　COVID-19の流行以後，各教育機関によって講義形式や臨地実習が多様化し，学生の個性にあわせた教育は難しくなりつつあります。本書では，実習時の心構えや学生の皆さんが不安に思うことについてQ＆Aを提示し，実習参加前の学生の不安や負担を軽減できるように工夫しています。また，この1冊があれば，妊娠・分娩・産褥・新生児期における母子及び家族の身体的・心理的変化と社会的適応について学び，必要な援助を実践するための思考力を養うことができるよう，アセスメントや看護計画についても丁寧に記載しました。Q＆Aについては，実習施設に応じてそれぞれの決まりごとがある場合もありますので，本書の記述が当てはまらないこともあると思います。必要に応じて，各教育機関の方針や実習機関の実情にあわせてご活用ください。

　皆さんにとって，母性看護学実習が充実したものになりますよう，執筆者一同，心より応援しています。

2023年7月

細坂泰子

目次

第3部 母性看護学実習に必要な特有の知識―対象者と場を理解する

第1章 母性看護学の対象者を理解しよう 148

第2章 母性看護学の場を理解しよう 152

第4部 こんなとき，どうする⁉ 実習で困ったときの Q & A

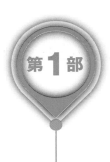

第1部

実習で困らない！

母性看護学実習の基本

第1章 母性看護学実習の心構えと倫理

① 母性看護学実習の心構え

1 母性看護学実習の全体像をイメージしよう

▌▌ 多くの貴重な経験が待っています

　母性看護学実習では，子どもを産み育てる女性と家族，新生児への看護を学びます。学生の皆さんが看護過程を展開する受け持ち対象者の多くは，分娩期から産褥期にかけての母親と新生児です。分娩は自然な経過をたどる場合，夜間や明け方に出産となることが多いのですが，日中に受け持った産婦の出産に立ち会う機会に恵まれる場合もあります。産婦の多くは，自分の経験が未来の医療者に貢献できるのなら，と学生が分娩期のケアに参加することや出産に立ち会うことを承諾（同意）してくださいます。対象の方への感謝の気持ちを忘れず，実習指導者からサポートを得ながら，痛みに寄り添い，共に乗り越える体験をさせていただきましょう。

　また，実習期間中は，外来での妊婦健診や助産師外来，新生児の健診，NICU，地域母子保健活動を中心的に担う助産院などを見学する機会が得られる場合があります。あらかじめ，自分が学習する場の概要や特徴を調べておくとよいでしょう。

▌▌ 褥婦の心身の状態を考慮しよう

　分娩を終えた女性は，胎盤が娩出されたことでホルモン分泌に急激な変化が起こり，心身ともに影響を受けています。皆さんが受け持ちをする褥婦は，分娩の疲労が回復しないまま授乳や育児行動を開始します。休息や睡眠パターンの変調に対してサポートが必要です。不

安定な精神状態に陥りやすいことも覚えておきましょう。

■ 対象の身体的な変化の早さを想定しておくとスムーズです

母性看護学実習において学生が受け持つことの多い褥婦が入院している期間は，5〜6日程度と短く，日々の変化の早さに戸惑うかもしれません。これは新生児も同様です。また，少子化の影響もあり，各施設の分娩件数も減少傾向にありますので，健康上のリスクや合併症をもつ妊産褥婦を受け持つ場合もあるかもしれません。

いずれにしても，受け持ち対象者とその家族が新しい命の誕生や生命を慈しみながら，入院中に育児の仕方を習得できるようにサポートします。退院後の不安が少しでも軽減され，パートナーや家族とともに育児ができるよう，調整をしていくことが大切です。

■ 看護診断は周産期の特徴を踏まえて表現しよう

妊娠・分娩・産褥および新生児期の身体的変化は生理的なものです。現在，正常な経過であれば，より高い健康レベルもしくは健康状態を維持することを目指す，ウェルネス志向型看護診断を用いることが多くなりました。

産褥期であれば，進行性変化と退行性変化，母親役割の獲得にまずは着目します。ただし，周産期看護においても，問題やリスクが生じている場合は，その部分とその原因に焦点化した看護診断を用います。

■ 温かな見守りの姿勢でセルフケア能力を高めることも大切

母性看護では対象とのどのようなかかわりが有効でしょうか。新しい家族を迎えた女性は，試行錯誤しながら，自分なりの養育行動を習得していきます。看護職は，対象が好む育児の方法や優先順位を尊重しながら，正しい情報を伝え，その人が自信をもてるように支援します。

学生である皆さんだからこそ，得られる情報や提供できるケアがあるはずです。なぜなら，母性看護では，共感的な態度でそばにいることや，非言語的なケアが特に有効に働く場面が多くあるからです。その人の強みや価値観を尊重しながら温かい言葉をかけること，共感的に寄り添うことが有効で，声かけの仕方1つで，受け持ち対象者は自信や安心を得ることができます。反対に，指示的で否定的な言葉によって受け持ち対象者は傷つき，自信を喪失してしまうこともあります。

また，手を添えてサポートをするだけがケアではありません。母性看護の主な対象は健康な人々です。対象者が自ら健康問題を解決し，より健康に過ごすことを目指して行うセルフ

ケアが重要なのです。ケアを行う際には，選択肢を提供したり，提案の形をとる言葉かけが有効です。そして，母性看護の場では，意図的に行われる見守りや非言語的なコミュニケーションも大切にされています。看護師，助産師が何を意図し，どのようなかかわりをしているのか，実習期間中にしっかりと見て感じ，この領域で有効な看護の方法を検討してみてください。

◼◼ 家族関係にも着目しよう

　母児の一番の支援者・理解者は誰でしょうか。産後の支援体制を考えていくうえで，家族関係を含めてアセスメントすることが大切です。意識してしっかりとみていきましょう。パートナーが不在であることも現在は少なくありません。母児のそれぞれの背景は異なります。まずは出産を終え，新しい家族を迎えた女性の心身の疲労をねぎらいながら，安全で安楽，そして安心できる環境で育児ができるよう，支援を行っていきましょう。

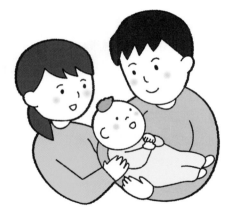

　また現在は，「母性」「父性」という言葉を用いずに，男女の生物学的な性差は認めたうえで，子を慈しみ基本的な欲求を満たそうとする愛情や態度，能力をもつものとして，父親も母親と同様に育児の主体としてとらえる「親性」という考え方が注目されています。入院中は母児を中心にケアしていきますが，父親もケアされるべき対象であることを忘れないでください。

2　実習に必要な心構えと態度

　実習科目を開講する学校は実習施設と協力し，学生が安心して主体的に学ぶことができる環境を整えるために，事前に調整を行っています。机上で学ぶ講義とは異なり，実習では主体的に学んでいく姿勢が求められます。どのような準備が必要かをしっかりと事前に把握し，実りある実習になるよう，積極的に考えて行動していきましょう。

◼◼ まずは実習の 1 日の流れをおさえよう

　実習中の 1 日の流れを，受け持ち対象者の 1 日の過ごし方やクリニカルパスとあわせて確認しておくと，その日の学習目標や計画が立てやすくなります。学内の実習ガイダンス内容を確認しておきましょう。実習初日に最低限おさえるべきことは，次のようなことです。

□ 施設や病棟の構造
□ 学生が使用できる物品や教材とその収納場所
□ 学生の手荷物置き場として使用できるスペースと学生控室
□ 実習記録の提出場所や受け渡し方法のルール
□ 受け持ち妊産褥婦や新生児の担当看護師の確認方法
□ 医療・看護記録（電子カルテや資料）の閲覧方法とルール
□ その他

第一印象が大切

　皆さんは，もし自分や家族が何らかの理由で入院した際に，どのような学生なら受け持ってほしいと感じるでしょうか。実は，人は相手の第一印象を，まず外見で判断することがわかっています。それぞれの学生が実習にどのような姿勢で臨もうとしているかは，妊産婦さんをはじめ，現場のスタッフや実習指導者は瞬時に判断します。学生として求められる「外見＝身だしなみ」について考えてみましょう。

　清潔感のある外見は好印象を与えます。清潔に整えられたユニフォームを着用し，長い髪はゴムやネット等を利用し，美しくまとめましょう。前髪や横髪は顔にかからないよう，また実習中に落ちてこないようピンなどで押さえ，常時，髪を手で触れることがないようにします。男性は，髭を必ず剃りましょう。香りが強く残る整髪料，化粧品や柔軟剤は，つわりを助長するなど，対象者に不快感や健康上のリスクを与える場合があります。

　現在，産科が混合病棟になっている場合も多く，治療のために入院している人も多くなりました。実習施設は，学生中心のフィールド（学校）ではありません。相手の立場に立って，自身がどう行動すべきかを考えることは，皆さんにとってよい実習にしていくためにもどうしても必要なことなのです。

しっかりと挨拶して実習しやすい環境にしよう

　挨拶がしっかりとできれば，実習において多くのことがうまく運ぶと思ってください。実習施設の方たちは，どの学校の学生が実習に来ているかを知り，注目しています。施設に一歩入ったら，多くの関係者が実習をサポートしてくれていることを意識して，しっかりと挨拶をしましょう。

　挨拶をすべきときは，実習の開始や終了時だけではありません。病棟やナースステーションに入るとき，昼食に行くときや休憩から戻るときなど，しっかりと顔を上げ，相手の目を

見てはっきりと挨拶をしましょう。「ありがとうございます」「よろしくお願いします」「今，お時間よろしいでしょうか」といった，相手への配慮や感謝が伝わる言葉を意識的に使っていくこともポイントです。実習しやすい環境を，自分自身でつくっていきましょう。

■ 実習にふさわしい言葉づかいがある

実習では，学生自身は雑な言葉を使ったつもりがなくても，言葉づかいに関して注意やアドバイスを受ける場合があります。まずは丁寧な言葉づかいや話し方を心がけましょう。対象の前で学生同士コソコソと話すことも避けましょう。その場にあった声の大きさやトーン，話すスピードなども意識できるとよいです。これは習慣なので，意識して心がければ必ず自然に身につきます。

学生同士の会話では，実習の場や演習，カンファレンスなどであっても，つい友人同士の会話になりがちです。「○○（呼称）」「○○ちゃん」という日常での呼び方をしている場面をしばしば目にしますが，実習の場では「○○さん」と苗字で呼ぶようにし，話し方も「○○してください」「○○してはどうでしょうか」「私は○○と考えたのですが」というように切り替えられるとよいでしょう。

■ 時間を守ること，時間を管理することはなぜ大事？

集合時間に遅れる，約束の時間を守れない，報告時間や提出時間に遅れる，といったことは，実習を継続するうえで，さまざまな困難を生じさせます。医療現場では，さまざまな場面で時間を守ることが求められます。例えば，院内の他部署で行う検査や手術などの場合は，決められた時間までに必要な処置を行い，対象を搬送しなければなりません。また，必要な薬剤投与の時間や速度，バイタルサイン測定や定期的な観察のタイミングなど，時間が細かく決められていることが多くあります。なぜなら「時間を守ること」は，「対象の健康や生命を守ること」につながる大切な行為だからです。

したがって，学生であっても決められた時間や約束が守れない場合，妊産婦さんや実習指導者，スタッフとの信頼関係を築くことが困難になります。それでは，フィールドでの学びを楽しむどころではありません。実習は時間管理を学ぶ大事な機会でもあります。もし時間にルーズであるとの自覚があるなら，最優先課題として今から意識的に行動を変えていきましょう。

■ 事前学習が実習での学びを大きく左右する

母性看護学の授業で学んだ基本的な知識や，周産期の各期のポイントについて復習し，ま

とめておきましょう。事前の実習ガイダンス（オリエンテーション）では，配置された病院や助産院，病棟において必要となる事前学習の概要が説明されています。どのような準備が助けになるのかを実習ガイダンスで具体的にしておきましょう。先に母性看護学実習を終えている友人がいたら，どのような事前学習が有効であったか等を情報収集しておくと，助けになります。

　事前学習は，実習に役立つことはもちろんのこと，実習後の国家試験対策にも活用できます。実習中は睡眠時間も確保しなければなりません。実習に入ってから知識の不足を補おうとしても，なかなか難しいでしょう。すべてを頭に入れて実習に臨むことは不可能ですので，実習の場で活用できるよう，知識をまとめておくことをお勧めします。例えば，ユニフォームのポケットに入る小さめのサイズのノート等は使いやすいと思います。国家試験勉強にも活用できるよう，余白を多めにとっておくことがポイントです。テキストや使いやすい参考書に加えて，事前学習内容を手元に準備しておくとよいと思います。

■ 報告・連絡・相談をしよう

　実習は，報告や連絡，相談の方法を学ぶ絶好の機会です。母性看護学実習では，学生が単独で観察やケアを実施することはありません。特に対象へのケアは，実習指導者や教員の指導のもとで実施します。しかし，実習指導者や教員の数は限られていますので，実習時間中，常にそれぞれの学生のそばにいるとは限りません。いつ，どこで，何を，どのように計画しているのか，1日の行動計画やその根拠を伝えておくことは，あなたが安全に実習を継続するために，とても重要になります。

　気をつけていても，学生が単独で何かを求められる，問われるなど判断に困る場面に遭遇することがあります。例えば，受け持ちをしている褥婦さんから，「傷が痛いのでみてほしい」と依頼された，「赤ちゃんの皮膚の状態が心配だ」と相談されたなど，さまざまな場面が想定できます。学生であるあなたを信頼しての相談かもしれません。ただ，そういうときこそ，自身の立場や学習途上であることを認識し，自己判断で回答，対応せず，必ず実習指導者や教員に相談することが大切です。それは対象の安全を確保し，学生がアクシデントやトラブルに巻き込まれることを回避できる唯一の方法です。

　実習指導者や教員は，あなたのアセスメント力や

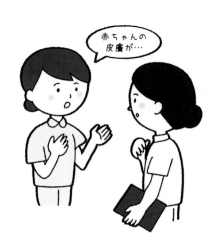

赤ちゃんの皮膚が…

判断力，技術力をサポートし，必ずよい方向に導いてくれるはずです。困ったとき，違和感があるとき，判断に迷うときには立ち止まり，サポートを求める。これは，医療者として，社会人として自立するために，必ず身につけておきたい姿勢です。

個人情報とプライバシーの保護

1 対象と組織を守る守秘義務

■ 周産期における個人情報の特殊性と留意点

　看護職はさまざまな場面で対象者の個人情報を扱います。職務上知り得る情報には，氏名，性別，生年月日，居住地等，個人の特定につながるものはもちろん，既往歴や現病歴，産科歴，家族歴，治療内容，分娩経過，胎児・新生児情報，価値観や信条，パートナーや家族関係など，センシティブなものも含まれます。母性看護学の分野では，看護活動を行うにあたり，究極のプライバシーを取り扱っていることを認識しましょう。

　例えば，「婚姻前に中絶の経験がある」「離婚経験がある」「実子ではない／血縁関係にない」「海外で卵子提供を受けている」「高度生殖補助医療を受けた」等の背景を知ることになるかもしれません。さまざまな個人情報のなかには，家族はもちろん，夫やパートナーが知り得ない情報が含まれていることがあり，プライバシーに対する配慮が極めて重要となります。それらを口外することや，データ保存媒体の紛失，ソーシャルメディアによる発信等により情報が流出した場合，夫婦（カップル），家族関係の破綻を含む大きな損害を引き起こすことになります。その責任は実習施設（病院等）が負うことになりますので，施設も社会的信頼を失うことになるでしょう。学校も同様です。看護学実習における情報漏洩は，マスメディアに取り上げられた事例も複数ありますが，学生が損害賠償の請求や退学や停学といった処分を受けたケースもあります。施設が実習受け入れを停止し，他学生や他校の実習に影響を及ぼした事例もあります。情報にまつわるリスク管理を事前からしっかりと行っていきましょう。

守秘義務を守ることは看護学生においても基本的責務

個人情報や守秘義務の遵守に努めることは，保健師助産師看護師法（保助看法）や看護職の倫理綱領[1) に示されており，これは看護師の基本的責務として位置づけられています。ただし，看護学生は免許を受けていませんので，保助看法上の「看護師」には当たりません。それでも実習の現場では，看護学生も「看護」，すなわち「傷病者若しくはじよく婦に対する療養上の世話又は診療の補助」（保助看法第5条）を行っていることになります。看護学生が看護実習において知り得た情報を漏洩したとしても，看護学生には保助看法は適用されないため，刑事責任や行政上の責任の対象とはなりませんが，機密情報の取り扱いに関して必要な注意を怠ったとして，民事責任を負う可能性はあります。看護学生も実習に臨む際には，相応の注意義務を負っていると考えてください。法律上の看護師の位置づけや看護師に求められる資質，課せられる義務などを十分に理解したうえで，看護実習に臨むことが求められています。

2 情報の取り扱いに関連したリスク管理

個人情報に関連するトラブルで多いのは，パソコン（PC）やUSBメモリの盗難や紛失，ウイルス感染による情報の流出です。学校は，実習施設（病院等）にとって最大の懸念である情報流失の防止に対応した教育をしっかりと行う必要があるため，学内の実習ガイダンスや病院で実施されるオリエンテーションにおいて，具体的な対策や注意点，ルールに関する説明があると思います。近年は，実習のレポートなどをパソコンで作成することも多くなってきました。

また，ソーシャルメディア，SNS（ソーシャルネットワーキングサービス）のように，物理メディア（媒体）を介さない形でのトラブルも深刻な問題を引き起こします。一度電子データで流出した情報はその拡散の広さと深さから，完全に回収することは不可能です。自身で責任をもち，現実的にとれる情報流出防止対策をしっかりと理解して実習に臨みましょう。

休憩時間や実習終了後の気の緩みには要注意

学生は，実習で知り得た対象の個人情報はもちろんのこと，施設や職員に関する情報も，一切口外してはいけません。実習時間外，実習が終わった後に，学生が施設内の更衣室やロッカー室，エレベーターの中，公共交通機関内で，患者さんや対象の人の話をしていた，という事例はよく発生しています。実習病棟を出た瞬間から，個人情報を含む会話は一切しないよう，細心の注意を払いましょう。実習がすべて終了した後もそれは同様です。

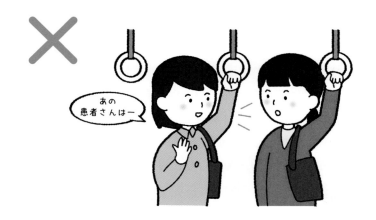

SNS を含むソーシャルメディアを利用する際のルール

　学生は，授業や実習，アルバイトで知り得た個人や組織の情報，実習施設や職員に関する情報をネット上に発信してはいけません。SNS による，実習に関連した情報発信のトラブルも，後を絶ちません。一見匿名に見えるネット社会も必ずしも完全な匿名ではなく，名前や住所を記さなくとも，情報の組み合わせで個人が特定可能であれば，それは "個人情報"であることを認識しましょう。

　投稿したすべての情報は，プライバシー設定をかけたとしても，コピーができる限り一般に公開される危険があります。発信内容には注意しましょう。また，機密性の高い情報をオンラインで他者とシェアすることも絶対にやめましょう。表 1 のチェックリストを活用して，ソーシャルメディアの利用が適切か，確認することをお勧めします。

自分の個人情報の公開の仕方や管理方法にも細心の注意を

　自分のアカウントを登録する際には，公開する個人情報の安全性や必要性を考慮しましょう。初期設定のままにせず，公開レベルは細かく設定する必要があります。また，パスワードは定期的に変更します。受け持ち対象者や施設の職員を含めた実習関係者は，あなたの氏名や所属機関その他を把握していることにも留意しましょう。受け持ち対象者は，あなたをSNS 上で調べようと思えばいつでも調べることができるのです。

病院で利用する端末（電子カルテ）の取り扱いは慎重に

　カルテ利用に関する実習病院のルールを事前に確認しておきましょう。病院は，情報システム運用管理規程や個人情報保護管理規程といったルールを独自に作成しており，約束事が明確に定められています。看護学を実践的に学ぶことを目的とした実習の場においては，学

表 1 医療系学生と医療専門職のための SNS 利用チェックリスト

不適切・不必要な医学・医療情報の収集や投稿
□ その医療情報（文書・写真・動画・音声）の電子データの入手方法は本当に適切ですか？　必要ですか？
□ その医療情報（文書・写真・動画・音声）の SNS 投稿は本当に適切ですか？　必要ですか？

医療情報についての守秘義務・プライバシー違反
□ SNS 上の不特定多数の人々への情報提供は，患者さんに不利益をもたらしませんか？
□ SNS へ情報提供することで，患者さん個人が特定される危険はありませんか？
□ SNS に投稿した情報は，必ずしも消去できないことを理解していますか？

医療職としてのプロフェッショナリズムの逸脱・倫理観の欠如・悪ふざけ
□ 自身が課された課題や記録の多さ・負担について，記録用紙を提示して SNS で共感を求めていませんか？
□ 自分が接した患者さんや家族に対する反感や怒りについて，SNS で共感を求めていませんか？
□ 患者さんの病状や障害者の不具合さを SNS でふざけたり面白がったりしていませんか？
□ 人間の尊厳や動物愛護の観点から SNS へのアップロードは問題ではありませんか？
□ あなたの SNS での言動が医療専門職（プロフェッショナル）としての信頼を損ねませんか？
□ インターネット上で倫理的に問題のある投稿を発見した場合，勇気をもって適切な対応をとれますか？

（諸井陽子，小林元，管原亜紀子，石川和信：モラルハザード事例調査に基づく医療系学生と医療人のためのソーシャルメディア利用チェックリストの開発，医学教育，51（4）：401-404，2020．を一部改変）

生は患者情報を取り扱い，個人情報は院外に持ち出さない形で学習に活用することが特別に許可されています。閲覧方法や学生に許可される閲覧範囲は，施設によって異なります。そのため，学生は端末の利用が可能なのか，可能であればどの範囲までの対象の情報が閲覧可能なのかを確認する必要があります。

　施設の実習指導者や看護師が端末にログインし，学生が必要な情報を閲覧するという方法がとられる場合もあります。その場合は，対象者の情報が学生の誤操作により，書き換えられてしまう可能性があります。端末を利用する際は，閲覧モードなのか，書き換え可能なモードなのかも事前に確認しておきましょう。

■■ メモ帳や実習記録の取り扱い

　個人情報が記載されている実習記録やメモ帳は，紛失しないよう，しっかりと管理しましょう。記録類の管理の方法は学校により異なります（記録類を自宅に持ち帰らない，学生からの学校への提出物は返却しない，というルールを設けているところもあります）。また，紛失した際に起こり得るトラブルを，最小限にする対策を講じておく必要があります。例として次のような方法が有効です。

□ メモ帳や記録用紙には個人情報を記載せず，個人が特定できないよう意味のない記号を用いる
□ メモ帳は，自身のユニフォームにリール／チェーンキーホルダー等で連結させる
□ 実習記録は，用紙に穴を開けてファイルに綴じ込んで持ち運ぶ
□ 実習開始・終了時には，記載した記録用紙の枚数やメモ帳の所在を確認する習慣をつける
□ 自宅と実習施設間の移動時には，記録用紙等を収納しているバッグを絶対に手元からはなさない
□ 使用したメモ帳や実習記録を破棄する際には，シュレッダーを用いる

特に，整理整頓が苦手な人は，より確実な管理方法を選択しましょう。メモ帳や記録の所在が不明となれば，ただちに捜索をしなければならず，実習の継続自体が難しくなります。自分の性格や特徴にあわせた管理方法や紛失防止策をあらかじめ講じることで，トラブルを回避しましょう。

■▌ トラブル発生時の対応

実習施設や学校には，個人情報漏洩に関するトラブルを専門に扱う窓口や部署が設置されていると思います。あらかじめ，相談・報告手順やルートを確認しておくと安心です。問題が実際に生じていなくても，自分の行った行動に不安を覚えたり，問題が生じる可能性があると思った場合は，早目に相談をしましょう。

引用文献
1）日本看護協会：看護職の倫理綱領，2021.
　　https://www.nurse.or.jp/nursing/practice/rinri/rinri.html（2023 年 6 月 15 日）

ⒸOLUMN

男子学生が母性看護学実習で学ぶこと

　男子学生の場合，母性看護学実習では受け持ち褥婦から看護ケアを断られたり，病棟の方針で実施できない場合があるため，多くは女子学生とペアになって 1 組の母児を受け持つことが多いようです。女子学生が褥婦のケア担当，男子学生が新生児のケア担当となるなど分担し，お互いの情報を交換して看護過程の展開を実施することになります。男子学生のなかには，将来産科病棟で働く可能性の低さや実施できる看護ケアの差から，母性看護学実習に意義を見いだせない人がいるかもしれません。ここでは，男性の看護学生が母性看護学実習で学ぶことの意義について，過去の学生の例を参考に記します。

◎ A さんのケース

　高校卒業後に現役で看護学校に入学した A さんは，とてもまじめで積極的に実習に参加し，教員やスタッフから見ても好感のもてる男子学生でした。しかし，受け持ちの褥婦さんから「男の子に授乳を見せるのはちょっと恥ずかしいので断りたい」と，授乳場面での実習は拒否されました。それに対し A さんは，「男子学生という理由で学びの機会を奪われた…。男子学生は母性看護学実習をする意味がないのではないか」とレポートに記しました。

　母性看護学実習では男子学生に対して，「授乳は見学を控えてほしい」「子宮底や外陰部の観察や乳房の観察も恥ずかしいから控えてほしい」などと褥婦が希望することがあり，男子学生は女子学生と同等のケアを行えないことがあります。褥婦のケアは，外陰部，乳房といった生殖器を見たり触れたりすることになるので，羞恥心が生じるのは当然です。男子学生はその気持ちを理解し，できることが他に何かないか見つけること，新生児のケアを通して褥婦のケアもできることに気がつくことが大切です。

　実習の様子をみてきた引率教員は，A さんに対し「A さんは丁寧に受け持ちの新生児のアセスメントもできていましたし，沐浴なども一生懸命実施しており，技術も高く評価できます。事前学習での学びを臨床のなかで実践できていました。実習の場でしかできない経験をし，学びを得ることができたのではないでしょうか」と伝えました。

　実習当初は褥婦のケアができないことにこだわっていた A さんですが，最終的には褥婦の羞恥心という心理的な面を理解し，児の看護を通して褥婦の看護ができ

ること，すなわち，母児を 1 つのユニットとして考えるという重要な気づきを得て，母性看護学実習を終了しました。

◎ B さんのケース

　次に，社会人経験のある男子学生 B さんの例を紹介します。

　B さんは新生児のフィジカルアセスメントの際に，手が震えるほど大変緊張していました。海外でのビジネス経験もあり，男性社会で生きてきた B さんは，教員や実習指導者に「新生児に触れるのが不安」「怖い」などとはなかなか言えない様子でした。B さんは泣いている新生児を前に，汗をかきながら「よしよし，すぐに終わるから泣かないで」と小さな声で言いながらバイタルサインの測定や沐浴をしていました。そんな B さんでしたが，数日たつとバイタルサインの測定も沐浴も見事に上手になりました。

　どんな学生であっても，初めてのことには緊張しますし，それが見たこともない小さな新生児相手だったら，余計に緊張するでしょう。B さんは泣き叫ぶ新生児の前で，小さな声で「よしよし，頼むよ〜。呼吸が測れないよ〜」と泣きそうな声で，それでもケアに真摯に向き合っていました。そんな姿を，新生児の母親は温かく見守ってくれました。夫（児の父親）の奮闘する姿を重ねていたのかもしれません。B さんは，新生児のケアが上達する頃にはすっかり褥婦とのコミュニケーションもうまくなり，母性看護の技術獲得に自信をもって実習を終了しました。

◎男子学生でも多くのことを学べる

　男子学生でも母性看護学実習の場で学べることは非常に多く，それは女子学生に比べても引けを取りません。ただし，男子学生自身が積極的に学ぼうとする姿勢が問われます。経験したいケアについては，自身でも積極的に実習指導者や教員に伝えましょう。実習指導者や教員は可能な限りその意欲に応えてくれるでしょう。母性看護学実習が充実した学びになるよう，ぜひ貪欲に実習を楽しんでください。

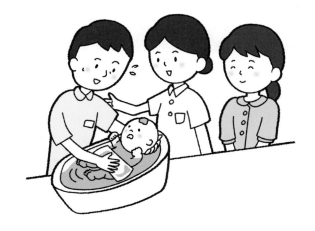

第2章 教員／実習指導者からみた学びの多い実習とは

1 学びの多い実習にするために必要な視点

1 教員からみた学びの多い実習にするためのポイント

▌▌ 対象の安全を第一に考えた行動が大切

実習する学生の立場として一番大切にしなければならないことは，対象の安全を第一に考えて行動することです。そのため，実習に入る前に，実習に関する倫理・法的事項を確認しておきましょう。

確認すべき倫理・法的事項には，主に，学生の責務，患者の権利，実習施設の権利，学習者としての権利などがあります。実習に臨む基本的な態度や学習上の情報の取り扱い，実習を行うために求められている健康管理などは，これらの内容によって決められている約束事といえます。

実習に臨む態度や情報の取り扱いについては，「第1部第1章 母性看護学実習の心構えと倫理」（pp.2-12）で詳述されています。再度確認しておきましょう。

▌▌ 報告・連絡・相談，調整を意識して行動する

●教員とよくコミュニケーションをとろう

困ったことはそのままにせず，必ず確認することこそが責任ある行動につながるということを理解しておく必要があります。実習前でも実習中でも，不安や困ったことがある場合は教員に意思表示をしてみましょう。教員も，実習指導者と相談しながら学生が実習しやすい環境を整えられるように調整しています。

学生自身の思い込みや判断で決めてしまわないよう，留意することも大切です。確認や相談をしながら慎重に行動することが，対象者の安全を守ることにつながります。行動する前に教員に次の予定を伝えて確認したうえで，実習に臨みましょう。

また，病棟のスケジュールや受け持ち対象者の状況などによって，予定の再調整が必要になる場合があります。病棟からスケジュールの変更などの急な連絡が入ることもあるため，休憩時間であっても連絡が取れるように，原則として決められた場所で休憩をとり，実習グループの他の学生に伝えるなど，自身の所在を明らかにしておきましょう。

●**提出物は適切に記録し，期限内に提出しよう**

レポートなどの提出物は，医療用語等について適切な表現・記述で記録しましょう。定められた期限内に提出ができるように，対象のベッドサイドに行っていない時間に記録を進めておくなど，実習時間を有効に活用しましょう。

▮▮ 対象理解のためには知識と実践が必要

母性看護学実習の場で対象を理解し支援していくためには，次のようなことを意識して行う必要があります。参考にしながら，実りのある実習になるよう取り組んでみてください。

- 臨床の場は貴重な学びを得る機会と心得て，協力いただいている対象の方やスタッフに感謝し，提供された経験の機会を最大限受け入れて経験できるように行動しましょう。
- 学校で学んだ既習の内容（知識・技術）を臨床で積極的に実践しましょう。例えば，看護技術の手順は頭に入っていますか。情報収集の方法はわかりますか。得た情報を看護過程の展開に結び付けましょう。実際の経過（褥婦の進行性変化・退行性変化，新生児の生理的変化など）を体感しましょう。
- 実習の目的・目標をもって実習に臨む姿勢をみせましょう。実習目標を達成するためにはどのように行動したらよいか考え，具体的に言語化して，対象者やスタッフに伝えましょう。
- 生命の尊さや信頼関係の構築，母子（父子）の相互作用の関係性にも着目して実習に臨みましょう。
- 対象の（女性の）ライフステージやライフサイクルはどの段階であるかを考えてみましょう。妊娠・分娩・産褥期の各期にそれぞれ身体的・心理的・社会的な大きな変化が起こります。それらの変化に加え，役割の変化も出てきます。対象がそういった変化に適応することが必要になる不安定な時期であることも，アセスメントの視点に入れて考えてみましょう。
- 母性看護学実習では，基本的に健康な妊産婦と新生児がケアの対象となります。そのた

め，強みを活かすウェルネス志向型で支援を考えるようにしましょう。また，「家族」への視点も重要です。母親のみならず，その家族が新生児に安全で快適なケアを提供できるようにするための支援を考える必要があります。実習時には，家族みんなの本来もっている力を引き出し，母・新生児・家族の健康状態を現状より高いレベルに向上・維持できるような支援を考えられるとよいでしょう。

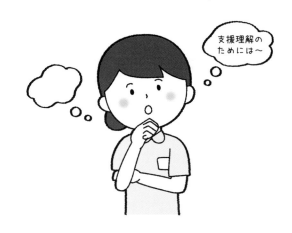

支援理解のためには〜

- 看護計画を立てる際には，退院後の生活や地域の状況（方向性，全面支援または部分的支援であるか），その家族が周囲の支援を求めながら生活していく可能性も踏まえ，最終的には家族がエンパワメントされていくことを願った支援を予測して考えられるとよいでしょう。

2 実習指導者からみた学びの多い実習にするためのポイント

■■ 臨地実習の前におさえておきたいこと

●実習病院の特徴をとらえよう

実習病院の特徴（理念，周産期救急の状況，ハイリスク受け入れ病院なのかなど）や運営方針を理解し，尊重して実習する姿勢が大切です。病院がどのような機能をもっているのか，そして受診する対象の特徴も知り，誠実な態度で実習に参加しましょう。

●第一印象を大切にして，よい態度や言葉づかいを心がけよう

受け持ち対象者や実習指導者，現場のスタッフは，初めは学生を態度や身だしなみから判断することになります。「第1部第1章1-2） 実習に必要な心構えと態度」（pp.4-8）を再度確認しておきましょう。

●母児に対する安全の配慮も考えたうえで，自身の体調管理をしよう

睡眠時間の確保や適時の休息，栄養を取って実習に臨みましょう。体調が悪いと感じたときは，無理せず休むことが大切です。抵抗力の弱い対象（母子）を受け持つので，休むことが安全を保障することになります。欠席の連絡などは連絡経路に従って報告することを忘れないようにしましょう。

また，事前に体調に関しての予兆などの心配材料がある場合には，実習指導者に早めに対処方法などを相談しておきましょう。例えば，トイレの回数が多い，長時間の直立が難し

い，立ち上がるときにめまいがしやすい，月経痛が重い，などがあげられます。

　なお，見学実習している際などに気分不快や体調に異変を感じたら，迷わず実習指導者に伝えましょう。伝えられない場合は，その場でしゃがむなどの行動を取り，転倒や負傷に注意しましょう。

●母児のケアに必要な手順や手技を予習しておこう

　臨床の場で対象の妊娠・出産・産褥期の経過（変化）の観察をするために，観察の手技や手順は事前に習得しておきましょう。

●個人情報の取り扱いに十分注意を払おう

　情報漏洩をしない行動（実習記録の取り扱い，学生同士の会話，SNSへの投稿など）を日頃から考えて実行しましょう。「第1部第1章2　個人情報とプライバシーの保護」（pp.8-12）で詳述していますので，再度確認しておきましょう。

■ 実習中の大事な態度

●しっかり日々の学習目標を立てて，実習指導者に伝えよう

　目標達成のために具体的な目標や行動計画を立て，積極的に実習しましょう。実習指導者は，学生個々の学習目標にあうように対象者の選定を考慮しています。そのため，実習で何を学習したいのかが明確に示されないと，ただの見学になり意味がありません。見学の目的や技術を実践したいという希望をしっかり伝えましょう。

●実習指導者からの質問には躊躇せず積極的に答えよう

　実習で学んでほしい内容を確認するために，実習指導者が学生に質問することがあります。事前に学んだ知識を，実習で実施した内容と関連づけて答えられるようにしましょう。

●疑問に感じたことはその場で実習指導者に質問しよう

　母性看護学分野では，退行性変化，進行性変化と表現されるように，状態が変化する対象を受け持ちます。そのため，疑問が生じたときには，その場で実習指導者に質問し，同じ状況下で確認をすることが大切です。

●情報の取り扱いは慎重にしよう

　得られた情報や記録での展開内容には個人情報も多いため，特に取り扱いに注意する必要があることを意識して行動しましょう。コミュニケーションのなかで得られた情報には，重要な情報が含まれている場合もあります。発言内容を軽視せず，チームの一員として実習指導者とも共有しましょう。また，対象者から質問を受けた場合は，自分の経験や感覚ですぐに返答することは避け，実習指導者に確認し，慎重に回答することが必要です。

●誠実な態度で実習に臨もう

　学習の場として，看護ケアの機会を提供してくださっている対象者には誠実な態度で接し，実習指導者や教員からのアドバイスを有効に学習に活かしましょう。また，対象となる母子やその家族のもつ価値観，信念に配慮して実習に臨みましょう。

●実習の場では臨機応変に

　入院中の受け持ち対象者のスケジュールを把握しておきましょう（p.23，表2参照）。受け持ち対象者の産褥日数を確認したうえで，1日の行動計画を立てるようにします。ただし，長い分娩や夜間授乳・頻回授乳などによる疲労が見られ，休息が必要だと思ったら，離室して対象者の休息の確保を優先することも大切です。スケジュールは，その日の状況で変更できるようにしておきましょう。対象者の立場に立ってサポート可能なことはないかと探求する姿勢が，個別性のある看護につながります。自分のアセスメントした結果は実習指導者に伝え，その判断がどうであるか実習指導者の考えとすり合わせをしてみるとよいでしょう。

　電子カルテなどからの情報収集も必要ですが，対象者との実際のコミュニケーションや観察によって得られる情報を何よりも大切にしてみましょう。

■ 実習を通して自己の価値観の再構築へ

　学生は実習により，これまでにもっていた価値観とは異なる視点を学ぶことも多くなります。実習では次のようなことを意識し，自身の看護師としての成長につなげましょう。

- 理想の看護師像やキャリアモデルとなる看護師を探して，自身の看護の参考にしましょう。
- 実習体験（出産の見学，新生児のケア，母子とのかかわりなど）を振り返り，自己の気持ちを見つめ，自己洞察を深める機会にしてみましょう。
- 母性看護学実習は，多様な背景や経験をもつ女性と接することで，自分自身の価値観や偏見の存在を認識し，対象者を尊重したケアを考える機会となります。実習を通して，周産期看護の基盤となる考え方である，女性を中心にしたケアと，その家族を含めたケアや支援を考えましょう。

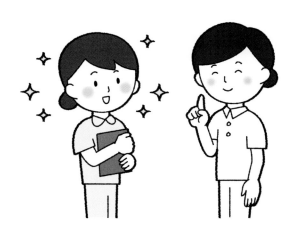

② 実習でおさえておくべきポイント

1 母性看護学領域の特徴

　母性看護学領域には，次のような特徴があります。まずはしっかりとおさえておきましょう。

▋▋ 対象のとらえ方

- 近年，対象となる妊産婦とその家族を取り巻く環境は，大きく変化しています。妊娠に至るまでの経過が多様（自然妊娠，さまざまな不妊治療，パートナーとの関係性）となり，出産年齢や分娩様式の選択は大きく変わりつつあります。少子化の影響で分娩数が少なくなり，実習期間で受け持てる対象者も減少しています。そのため，実際に対象とかかわることのできる実習での学びの機会は大変貴重となります。
- １人の女性の妊娠前，妊娠期，分娩期，産褥期，その後の育児期と一連の経過で対象をとらえていく視点をもつことが，対象を総合的に理解することになります。
- 妊娠・出産をめぐっては，母体の安全を考慮しながら，母親や家族のさまざまな意向を尊重するとともに，胎児や新生児を１人の人間としてとらえ，その尊厳をどのように尊重するかという倫理的課題があります。
- 受け持つそれぞれの母子を，１つのユニットとしてとらえましょう。その母子は心身ともに日々変化がみられる特徴的な対象です。生理的な変化をする日々のなかで，より良い健康を目指す支援をします（セルフケアの支援を行います）。

▋▋ 母性看護学領域の看護ケア

- 対象のニーズに的確に応えるための看護過程・思考過程（根拠）を大事にしましょう。看護過程の展開では，文章化することで対象の理解のための自己解釈を示すことができ，他者とアセスメントの内容が同様であるかどうかを客観的に判断することができます。
- 母性看護学では，問題志向型の看護診断ではなく，ウェルネス志向型の看護診断で対象をとらえてケアできるようにします。ウェルネス志向型の考え方では，対象の「問題を探す」のではなく，「健康な状態」の部分に焦点を当て，今の健康状態を維持・増進するよ

うにケアを行います。また，「健康な状態」を阻害している原因の有無を見極めることも重要です。

- ウェルネス志向型での看護過程の展開は，「その人（対象）のもつ強み」を考える看護であり，それはセルフケアを支援することにつながります。例えば，退院後の生活（自宅や里帰り先など）に戻ってからも対象がセルフケアを継続できるように意識してサポートします。

- エンパワメントアプローチにも着目することがポイントです。対象が本来もっている力を発揮し，自身の力で健康上の問題を解決し，維持できるよう，支援していきます。なお，入院中に支援が必要であった部分は退院後に引き続き支援が必要かどうか，また，必要であれば誰が代わりに支援することになるのかを考えて調整していくことも大切です。

2 実習指導者への報告

報告のタイミング・時間調整

朝の計画発表の際や，対象者の観察の前後に同行してもらった実習指導者に，観察した内容をすぐ報告できるように行動しましょう。午前中に実施した観察の報告は，できるだけ昼食休憩前に済ませるようにします。その際，昼食後の行動計画に関しても調整しておくと，休憩が終わった後の実習をスムーズに始められます。

後からまとめて報告したい場合は，どの時点で伝えたらよいか，あらかじめ相談し，時間を約束しておくとよいでしょう。実習指導者は他の受け持ちのケアに入るなど多忙であるため，報告できずに終了してしまう可能性も考えておく必要があります。実習指導者の次の予定を確認しながら，報告の機会をうかがいましょう。産科病棟スタッフの1日のスケジュール（表1）を例示しますので，参考にしてみてください。

質問のタイミング

質問が浮かんだら，そのときが質問するタイミングです。もしタイミングを逃してしまったら，その日の実習が終了するまでには実習指導者に質問し，解決して翌日の実習につなげていくようにしましょう。

報告内容

観察した情報から母子の経過が順調であるかをアセスメントし，母子に支援が必要な部分があるかどうかを考えていきます（思考の整理）。看護計画で立案した支援について，具体的にいくつかの方法を優先順位を考えて記載し，そのときの対象にあった内容（個別性のあ

表1 産科病棟スタッフの1日のスケジュール例（日勤）

8:00	申し送り
9:00	退院指導（月・木・金），退院診察
10:00	検温・全身観察・授乳指導
	新生児初回診察，退院診察
10:30	授乳指導
11:00	調乳指導（火・金）
12:00	昼食
13:00	検温・授乳指導・沐浴指導
15:00	院内カンファレンス
16:00	記録，片付け
16:30	申し送り

るケア）を選んで実習指導者に伝えるようにしてみましょう。

3 対象者に対応する際の注意点

■■ 対象者のスケジュールを把握しよう

　分娩後（入院）のスケジュールを確認し，受け持ち対象者の状況（産褥何日目か，日齢何日目かなど）と1日のスケジュールを把握しておくことが大切です。対象者にもスケジュール（表2）がわたされていることが多いので，対象者が自身のスケジュールを把握しているか，確認することも必要です。また，当日の受け持ち開始前に，前日の体調や夜間の様子（例えば，授乳の状況：回数や支援の有無など）をカルテなどから情報収集しておくと，大変役立ちます。最新の情報を行動計画やその日の学習目標に追記したうえで，朝の実習開始のときなどに実習指導者に報告できるとよいでしょう。

■■ 対象をよく観察して対象を第一に考えてケアしよう

　産褥期の母親は，分娩時の疲労が取れないままの状態で授乳や新生児の世話が続き，不規則な時間のサイクルで入院生活を過ごしていることが多いです。日中でも休息が必要な場合があるため，対象者の生活リズムを確認しながら観察やケアのタイミングを考慮しましょう。

　また，新生児を1人の人間としてとらえ，その尊厳をどのように尊重するかという視点をもつことも大切です。新生児に対しても，母親に対するときと同じように，配慮した態度でケアをしましょう。例えば，不快感や痛みを言葉で訴えられない新生児には，新生児の覚醒レベル（state）にあわせたフィジカルアセスメントを実施するなど，新生児の状況や反応をよく観察（配慮）してケアを進めます。優しく声かけをしながらケアすることも忘れな

表2 対象者用の分娩後（入院）のスケジュール例

	分娩当日	1日目	2日目	3日目	4日目	5日目	6日目（退院）
検温・観察	産後4時間と6時間の子宮の戻りと検温を確認します。	毎朝8時にご自身で体温を測定してください。 →					
検査・処置	産後6時間で問題なければ点滴を抜きます。		朝，採血があります。			朝，体重測定と尿検査があります。	
活動	最初のトイレ歩行は助産師・看護師が付き添います。ナースコールを押してください。						
内服薬	お腹や傷が痛いときはお知らせください。痛み止めを服用します。		貧血があれば，鉄剤が処方になります。 →				
診察						退院前の診察をします。	
清潔	シャワーは本日から浴びていただいて結構です。						
指導		授乳について説明します。困ったときはいつでも相談してください。			沐浴の練習をします。	退院後について説明があります。	退院診察券・薬を忘れずにお持ち帰りください。
新生児	分娩直後より母児同室になります。ビタミンK₂シロップの内服をします。	毎朝，黄疸の検査をします。毎日午前中に体重測定があります。1日目の診察があります。 →		聴覚検査		退院前診察があります。先天代謝異常検査のための採血とビタミンK₂シロップの内服をします。	

23

いようにしましょう。

▐▌ 対象の情報は実習指導者と共有しよう

　対象との会話のなかで得られた情報を実習指導者と共有することも非常に大切です。例えば、「薬を飲まずに捨てている」ことや「授乳後にたばこを吸いに喫煙所まで行っている」ことなど、実習指導者が知らない情報を学生のみが得ている場合もあり、報告が重要となります。どのような会話をしたのかなども報告することが大切です。それは、チームの一員として医療スタッフと連携し、対象者の状況に即した医療を提供することにつながります。

　その他、対象の身近な存在となることで、何かギフト（お礼）などを渡されることもあるかもしれません。断ることが原則ですが、お断りできなかった場合には、実習指導者に速やかに報告するようにしましょう。

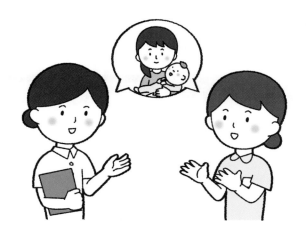

COLUMN

母性看護学実習で学生に受け持ちをされた母親の体験

　　出産を迎えようとしている母親は一様ではなく，それぞれこれまでの妊娠経過が異なることから，妊娠，出産への思いも多様です。

◎妊産婦さんの体験談

　　実習について，初産婦のAさんは，「学生さんがそばにいると，じっと見られているようで緊張しました。でも，いろいろと話をしていくうちに，私や子どものことを一緒に考えてくれていたこともわかったし，赤ちゃんが泣きすぎて困ったときにはすぐに看護師さんを呼んでもらえて助かりました」と話してくれました。

　　40代の高齢出産だったBさんは，「3日間も一緒にいたのに，夜の出産だったから結局立ち会ってもらえなくてごめんなさい。でも陣痛で苦しいときに，足のツボマッサージやお尻を押さえてくれたのが，とても気持ちよくて楽だった。あの後ぐっすり眠れて，眠りから覚めたら，そこからぐんぐん陣痛がきたのよ。近くで話をしてくれて，気分もまぎれたわ。おかげで，3日間かかった長い出産だったけれど，こんなに元気な赤ちゃんが出てきたの」と，嬉しそうに話していました。

　　帝王切開術に学生を立ち会わせてくれたCさんは，「すごく心配で緊張もしたけれど，学生さんがずっと手を握ってくれていたから，安心できました。強く握っちゃってごめんなさいね。人の手がこんなに温かくて心強いなんて。ありがとう」と言ってくれました。また，Cさんは産後の経過のなかで，「学生さんが言うように，あきらめずに母乳をあげていたら，こんなに母乳が出るようになりました」とほっとした様子で教員に話しました。分娩期から産褥期までかかわった学生が，いつもそばで見守り励ましてくれる存在だと認識していたようです。

　　一方，実習の途中で学生の受け持ちをやめてほしいと話した母親もいます。無痛分娩を希望したDさんは「ここは大学病院だし，私でも何か看護学生の役に立てることがあるかもしれないと引き受けました。でも，無痛分娩だったし，マッサージで触れられるのが嫌でした。陣痛のときに私が『触らないで』って言ってしまったから，学生さんはどうしていいかわからなくて，傷つけちゃったかもしれません。そばについてくれた学生さんのことを嫌いだったわけではないのに，ごめんなさいね」と申し訳なさそうに教員に伝えてくれました。

　　また，出産後3日目のEさんは「出産後はやることが多くて，疲れちゃって。学生さんに悪気はないと思うけれど，休ませてほしいなと思うことがあって。明日

が退院だし，赤ちゃんの沐浴など退院までに覚えなければならないことがたくさんあるから，今日は休ませてほしいなと思っています」と，ご自身の思いを打ち明けてくれました。

◎学生だからと遠慮しすぎずにかかわれることを考えてみよう

　学生からは，周産期という特殊な時期の受け持ちは対象にとって負担になるのではないか，と不安を訴える声を聞くことがあります。前述のように，場合によっては断られることもあるかもしれません。しかし，現時点で受け持ちに同意された方々は，それらをすべて了承したうえで同意してくださっています。その気持ちに応えるためには，自身の知識と技術を最大限活用し，対象にとってより良い看護を提供することが必要です。

　ただし，実習を受け入れてくださる妊産褥婦さんは，「自分たちが看護学生の勉強に役立てることがあるならば，ぜひ協力したい」という気持ちをもちながらも，人生をかけて体験する妊娠，出産，育児に奮闘しています。看護学生は，「自分には何ができるだろうか？」「どのような個別性をケアに取り入れればよいのだろうか？」と考えながら，対象とかかわることが大切です。母親の訴えに耳を傾けて誠実にかかわることから受け持ちの母親との関係性が深まり，率直な思いを聞くことができるようになります。

　また，母親への前向きな声かけは，母親に自信をもたらし，育児意欲が刺激されていくでしょう。例えば，「昨日よりも母乳が上手に飲めるようになりましたね」「お母様の手つきが安定しているため，赤ちゃんが気持ちよさそうにお風呂に入っていますね」などの声かけです。学生ならではの視点として，前日からの些細な変化や反応，前進していることをどんどん表現してみましょう。母親はきっと，そばで見守ってくれている学生の声かけに力をもらえるはずです。

　出産を迎える母親には，さまざまな妊娠・出産への思いがあります。学生だからと遠慮しすぎずに，母親の妊娠，分娩経過やその時々の思い，状況に目を向けていきましょう。また，母親と新生児の生活リズムを観察しながら，どの時期にどのような介入が必要かを考えていけると，母子主体のケアにつながっていくでしょう。

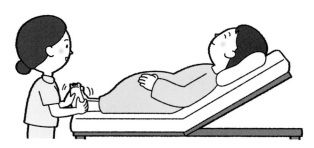

COLUMN

母性看護学実習を体験した先輩のエピソード

　母性看護学においても，他領域と同様に実習でしか学べないことや，新たに得る気づきはたくさんあります。ここでは，先輩の体験から，母性看護学実習ではどのようなことを学べるのか，その一端を見ていきましょう。

◎妊婦健康診査で体重や食事指導についてどこまで伝えるか

　3年生のZさんは，前回の妊婦健診で体重が1週間あたり0.1kgほどしか増えていない妊婦さんを受け持つことになりました。授業で非妊時のBMIに応じた妊娠期に推奨される体重増加量の基準や，"やせ"の女性は低出生体重児を出産するリスクがあることを学んだZさんは，「今回の健診でも体重が増えていないのなら，もっと体重を増やしてもらうための食事指導が必要」と考えました。Zさんがそのことを助産師（実習指導者）に伝えると，「この妊婦さんは子宮が大きくなってきたことで一度にたくさんは食べられないよね。それに胃もムカムカしていると言っています。体重が増えないことが胎児の発育に影響を及ぼしているのかな？」との指摘を受けました。

　するとZさんは，胎児は妊娠週数の発育を遂げており妊娠経過も正常であること，食事が進まないながらも妊婦の体重が微増していることに気づきました。助産師は「2人の子育てもしながら仕事もしていて，胃もムカムカするのに頑張って食事していることを認めたフィードバックをすることも，正常な妊娠経過を支える大切な看護じゃないかな」とZさんに伝えました。Zさんは，自身の考えが"できていない部分"にばかり目が向いていたこと，胎児の発育や妊娠経過に問題がないため体重が微増であるということは大きな問題ではないということに気づき，妊娠期の看護の考え方について学びを深めたのでした。

◎「経産婦さんには不安がない」という先入観

　3年生のYさんは，今回2人目となる子どもを出産された経産婦を受け持ちました。Yさんは，経産婦さんだから一度育児を経験しているし，育児技術も問題ないだろうと考えていました。ところが当の褥婦さんからは，「上の子は男の子だったからウンチのときもキレイになればいいやって感じで適当に拭いていたんですね。女の子の場合はどうすればいいですか？」「前回は最初からすごくよく吸ってくれていたんですよ。今回は体重が小さいからか，すぐ寝ちゃって…」「上の子は夏生まれだったんです。今回は冬だけど，どのくらい服を着せたらいいですか？」

という疑問や不安が表出されました。

　担当の看護師は前回の育児経験を聞きながら，経産婦さんがこれまで培った育児への自信を支持しつつ，第2子となる新生児の特徴にあった方法を提案するというかかわりをしています。それを間近で見ていたYさんは，経産婦だからといって不安がないわけではないこと，経験があるからこそ前回の経験と異なる状況になったときに疑問や不安が生じやすいことに気づきました。経産婦さんへのかかわりには，初産婦さんとはまた異なるケアが必要になることを学んだのでした。

◎他の母親と比べてネガティブになっている褥婦へのかかわり方

　4年生のXさんは，受け持った産褥3日目の褥婦さんが授乳室で暗い表情をしていることに気づきました。Xさんは，他の母親たちが授乳室から出たことを確認してから「どうかされましたか？」と尋ねました。褥婦さんは「私より後に授乳室に来た方が，私よりも早く授乳を終えて帰っていくんですよね。私はいつまでたっても授乳がうまくいかなくって…」と話してくれました。Xさんは，他の母親と比較して母乳分泌や授乳手技が確立していないことに焦る褥婦さんの気持ちを知りました。

　そこでXさんは，産褥1日目から頻回授乳に取り組み，徐々に深い吸着ができるようになってきたこと，水分も1.5Lも飲むように頑張っており，食事も全量摂取できているということが，母乳分泌の促進につながっていることを伝えました。褥婦さんは「ちょっとずつ進歩しているのかな。ありがとう」と少し安心したような表情をされました。

　Xさんは，褥婦さんの焦る気持ちに寄り添いながら，できつつあることをきちんとフィードバックしていくこと，ネガティブに褥婦が受け止めていることをポジティブに変える医療者の思考やコミュニケーションが，褥婦を支える看護に重要であることを学んだのでした。

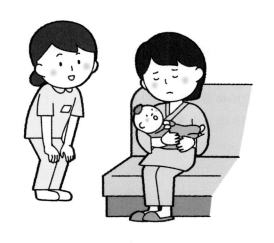

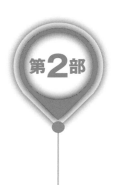

第**2**部

母性看護学で用いる

アセスメント／看護計画

第1章 妊娠期のアセスメントと看護計画

　妊娠とは，受精卵の着床にはじまり，胎芽及び胎児を排出するまでの状態を指します。妊娠の持続期間は，最終月経の初日を第0週0日として起算し，平均して40週0日（280日）であり，この日が分娩予定日となります*。月経周期28日（4週）を1か月とすると，妊娠期間は10か月間（40週）です。

■ 妊娠前の健康と環境に関する情報

　妊婦の健康状態をアセスメントするうえでは，妊婦の年齢や体格，既往歴や妊娠・分娩歴，家族歴，住環境やサポート状況などを理解することが大切です。これらは，今後の妊娠経過に大きく左右する因子でもあります。年齢や体格に応じたリスク管理と生活支援のために，妊婦の年齢と体格，喫煙や飲酒，薬物の使用歴，妊婦や家族の理解力について，コミュニケーションをとりながら把握します。妊娠経過に及ぼす全身の疾患や生殖器疾患の有無，最終月経を含めた月経異常の有無，不妊治療の有無，過去の妊娠・分娩の経験，両親，きょうだいなどの遺伝的背景や分娩異常の有無について確認をします。

　妊娠初期は妊婦と医療者との関係性もまだ薄いため，情報をとる際には，今後の妊娠経過において異常の早期発見に努めていくうえで大切な情報であることを伝え，妊婦がとまどうことのないよう関係づくりを心がけていきます。住環境やサポート状況，夫（パートナー）や実父母・義父母との関係性，妊娠の受け止め方等の心理状態など，産後の育児をイメージできるような情報を得ることで，病院や地域で活用できるサポートについて情報提供を行うこともできます。

＊分娩予定日算出のためのネーゲレ概算法
　ネーゲレ概算法では，次のように出産予定日を算出します。
　出産月：最終月経が1～3月の場合は＋9，4月以降の場合は－3
　出産日：最終月経初日に＋7

■▎ 妊娠の届け出と母子健康手帳の交付

　妊娠の診断を受けた妊婦は，市区町村に妊娠の届け出をします（母子保健法第 15 条）。市区町村は妊娠の届け出を行った妊婦に対し，母子健康手帳を交付します。母子健康手帳は，妊娠期から児の乳幼児期までの母子の健康に関する重要な情報が 1 つの手帳として管理され，子どもが就学するまでの健康記録として活用されます。健康の記録は健康診査や訪問指導，保健指導の母子保健サービスを受けた際の記録や予防接種状況の記録がなされます。また，母親が妊娠中の折々の気持ちを記録できる欄があり，母子保健や子育て支援のツールとしても活用できます。母子健康手帳は，現在，日本語だけでなく英語をはじめとする 10 言語で発行されており，在日外国人への介入に使用されています。また，日本の母子健康手帳のシステムは海外からも強い関心を向けられています。

■▎ 妊婦健康診査

　母子健康手帳が交付されたら，定期的な妊婦健康診査が始まります。妊婦健診は，特定の病気を発見する「検診」とは異なります。基本的な健診項目は，各妊娠時期において安全な分娩を迎えるために必要な問診，合併症のスクリーニング，子宮底長・腹囲（一般に 16 週以降計測）・血圧・浮腫・尿蛋白・尿糖・体重を評価して，保健相談や指導を行います。国が示す実施基準に沿った回数（合計 14 回程度）を行うことが原則となり，妊娠初期より 23 週まで 4 週間に 1 回，妊娠 24 週より 35 週まで 2 週間に 1 回，妊娠 36 週以降分娩まで 1 週間に 1 回の頻度で行います。妊婦健診費用は公費による助成券（14 回分）により一部が負担となり，各自治体により補助金額は異なります。

妊娠初期のアセスメント

1 妊娠初期経過のアセスメント

妊娠初期の母体変化と胎児の成長について，表 1 に示します。

表1 妊娠初期の母体変化と胎児の成長

妊娠月数	妊娠週数	母体の変化と胎児の状態	備考
第1月	0	・最終月経	次回月経の14日前に排卵が起こり受精となる
	1		
	2	・月経開始から14日後（第2週0日）を受精日と推定する ・排卵，受精，基礎体温が上昇する	
	3	・着床	
第2月	4	・妊娠の診断，月経停止，妊娠反応陽性（HCG）となる ・つわり症状が出現 ・胎児は主要な器官形成期で，放射線，薬物，感染症，喫煙，アルコールなど，環境の影響を受けて催奇形性が起こりやすい時期	一般に「妊娠○週△日」と表記される
	5	・胎嚢（gestational sac：GS）を全例に確認できる：1.0 cm程度	
	6	・胎盤の形成が始まる	
	7	・妊娠4〜7週は心臓，中枢神経，感覚器，四肢などの形成が開始される臨界期になる ・妊娠8週未満の胎児を胎芽といい，妊娠6週末に全例確認できる。胎児心拍動（Fetal Heart Beat：FHB）の確認により，子宮内妊娠が確定する	
第3月	8	・胎児心拍動の確認と胎児頭殿長（CRL）の測定から妊娠週数の修正と胎児の発育を評価する	早期流産 （〜11週6日）
	9	・胎児の手，足，指が発達する	
	10	・胎児の肝，腎，肺，消化器系がそろう	
	11	・つわり症状の持続・増強傾向，眠気や倦怠感がある	
第4月	12	・児頭大横径（biparietal diameter：BPD）を測定する	後期流産 （12週0日〜21週6日）
	13	・胎児のすべての主要器官が発生，四肢の動きが活発になる ・胎盤が完成する	
	14	・子宮底の高さが，恥骨結合上縁から臍の中間程度となり，下腹部が膨らみを帯びてくる	妊娠12週以降の出産は，流産を含め届け出が必要
	15	・出生前診断の各種検査が可能となる	

■■ 胎児付属物

　胎盤，臍帯，卵膜，羊水を胎児付属物といいます。

　胎盤は妊娠15〜16週頃に完成し，母子間のガスや栄養，老廃物などの物質交換を行って，妊娠継続に必要なホルモン（ヒト絨毛性ゴナドトロビン：hCG，ヒト胎盤性ラクトー

ゲン：hPL，エストロゲン，プロゲステロンなど）を産生します。妊娠後期には，およそ500 g，直径20 cm，厚さは中央部で約2 cmの円盤状になります。免疫グロブリンはIgGのみが母体側から胎盤を通じ胎児側に移行します。

臍帯には，2本の臍帯動脈と1本の臍帯静脈があり，その周りをワルトン膠様質が覆っています。胎児から臍帯動脈を通り，胎盤を通し母体血とのガス交換が行われて酸素化された血液は，臍帯静脈に集まり，胎児に戻ります。妊娠後期には，長さ50～60 cm，直径1～1.5 cmになり，らせん状に捻転しています。

卵膜は，脱落膜（母体由来），絨毛膜，羊膜（胎児由来）の3層から構成されます。卵膜の役割はホルモン産生，母子間のガス交換や物質交換，有害な一部の物質の通過フィルターとなっています。

羊水は，弱アルカリ性（pH 7.5～8.5）の液体で，色は無色透明です。妊娠後期になると，胎児の皮膚や産毛，羊膜からの剝脱細胞が混じります。妊娠30週頃には800～1,000 mLとなって羊水量は最高に達します。以降は漸減し，妊娠末期には500 mL前後となります。妊娠中期以降の羊水は，主に胎児の尿により産生されます。羊水の役割は，胎児に運動空間をつくり成長発達につなげること，外力からの衝撃への緩衝作用，臍帯圧迫による血流阻害を防ぐこと，胎児の体温を一定に保つことです。羊水量や成分を調べることにより，胎児の成長発育を知ることができます。

2 妊娠初期の症状と生活上のアセスメント

■■ つわり・妊娠悪阻

つわりとは，妊娠5～6週頃から発症し，妊娠12～16週頃には自然治癒するものが多く，全妊婦の50～80%にみられます[1]。妊娠の成立に伴い増加する各種ホルモンが第4脳室底にある嘔吐中枢を刺激することにより発症すると考えられています。症状は嘔気・嘔吐，食欲不振で，早朝空腹時に発症することが多いため，morning sicknessともよばれます。気分や嗜好の変化，唾液分泌亢進，全身倦怠感を伴うこともあります。つわりにより栄養障害をきたすことは少なく，原則的に医療介入の必要はありません。つわり軽減のためには，空腹を避け，十分な水分（氷片）の摂取や，胃に負担がかからずのど越しのよい食事をとるなど，生活行動を工夫します。

妊娠悪阻とはつわりの重症型をいい，ほぼ毎日嘔吐し水分や栄養を経口摂取できない場合や，もとの体重から5%以上の体重減少がある場合，尿中ケトン体陽性の場合に，妊娠悪阻と診断されます。妊娠悪阻には医療的介入が必要です。嘔吐による代謝障害から全身症状（尿量が減少するほどの脱水症状，発熱，電解質異常）が生じた場合には，入院管理が必要

になります。心身の安静と休養で症状を和らげ，食事や水分摂取を少量頻回にする，輸液する，ビタミン B_1，ビタミン B_6，マルチビタミンを補充することが治療・看護の中心となります。鍼灸や指圧も有効とされます。

▮▮ 便秘

　妊娠初期はプロゲステロン分泌による影響から，腸管の蠕動運動が抑制され便秘を引き起こしやすくなります。妊娠週数が進むことで子宮増大に伴う便秘が生じること，つわり症状の悪化を予防するためにも，食物繊維や海藻類を意識した食事を摂取すること，朝に水分を十分摂取し腸の働きを促すなど食生活を工夫することや排便の時間を十分にとること，ウォシュレットによる肛門刺激などを取り入れ，排便習慣の見直しをすることを勧めます。

▮▮ 乳房の張り

　妊娠によるホルモンの働きにより，乳房の張りを自覚することも多くあります。妊娠初期から身体が産後の母乳育児の準備をはじめていることを伝え，母乳育児や自分の身体への関心を向けていくことにつなげます。しめつけ感が少ない大きめサイズの下着や，ワイヤーなどがない木綿の下着を勧めます。

▮▮ 妊婦の喫煙・アルコール・カフェイン摂取と服薬

　妊婦の喫煙及び受動喫煙は，タバコの煙に含まれるニコチン，一酸化炭素の有害物質から流早産，低出生体重児の出生，周産期死亡への影響があります。ニコチンは血管を収縮させて，子宮胎盤循環血液量を減少させます。一酸化炭素は血液の酸素運搬機能を低下させ，組織中への酸素の放出を阻害するため，胎児は低酸素状態となります。夫（パートナー）からの受動喫煙の影響も大きいため，胎児への影響を説明し，家族の協力を得ていくよう調整が必要です。

　妊婦のアルコール摂取は，胎盤を通過し胎児に容易に移行するといわれています。妊娠期のアルコール常用により，発育障害，中枢神経の障害（学習，記憶，注意力の障害など），特徴的な顔貌（小さな目，薄い唇などの形態異常）などの先天性異常を伴う胎児性アルコール症候群（fetal alcohol syndrome：FAS）の子どもが生まれる可能性が高まります。妊娠中の飲酒が妊娠高血圧症候群（hypertensive disorders of pregnancy：HDP）に関連しているともいわれています。

　妊婦のカフェイン摂取は，容易に胎盤を通過し，胎児の体内に蓄積されます。蓄積された多量のカフェインは，出生後に被刺激性や興奮性が高まることがあるため，コーヒーなら1

日 2 杯（カップ 1 杯が 140 mL の場合）程度にするよう指導します。コーヒー以外にも紅茶や緑茶にも含まれていることを説明し，カフェインレスコーヒーにするなど，過剰な摂取を避けるよう理解を促します。

　妊婦の服薬においては，胎児の器官形成の臨界期に服薬したことを不安に思っている場合には，服薬の状況や時期を正確に把握したうえで医師に相談し，丁寧に対応します。妊娠前から疾病のコントロールのために服薬している場合には，急な中断により症状を悪化させることのないよう，薬剤の種類や量，服薬継続の可否について主治医や専門医に相談し，指示を仰ぎます。普段内服している薬がない場合にも，妊娠中は日頃から体調管理に努め，薬に頼らない身体づくりと健康習慣の見直しをします。

3　妊娠初期における正常からの逸脱のアセスメント

▮ 流産

　流産とは妊娠 22 週未満の妊娠中絶のことであり，妊娠 12 週未満のものを早期流産，妊娠 12 週以降 22 週未満のものを後期流産といいます。早期流産は，母体年齢が上昇すると増加する傾向にあります。早期流産の最も多い原因は，胎児あるいは胎芽の染色体異常です。後期流産では，母体側の感染，頸管無力症，子宮奇形，子宮筋腫など，早産と共通する原因があげられます。流産の症状には，性器出血や下腹痛があります。治療が必要な場合には，ベッド上安静や子宮収縮抑制薬（塩酸リトドリン）の適切な投与，感染の治療などが行われます。治療がスムーズに行われるよう，妊婦が自身の状態を理解できるようにかかわることが大切です。

▮ 多胎妊娠

　多胎妊娠は，2 人の場合は双胎，3 人の場合は品胎とよびます。超音波検査により，遅くとも妊娠 14 週までに絨毛膜と羊膜の数から膜性を診断します。双胎には，1 個の受精卵から発生する一卵性双胎と，2 個の受精卵から発生する二卵性双胎があります。多胎妊娠は胎盤が大きいため，hCG の分泌量が多く，妊娠悪阻の症状が出現しやすく，単胎に比べて流早産，妊娠高血圧症候群，HELLP 症候群（COLUMN p.45 参照）のリスクが高くなります。妊娠 28 週以降は安静が大切です。過労やストレスを避け，十分な睡眠をとり，胎児の発育に必要な栄養を摂取するよう指導します。

▮ 母子感染

　母体に感染している病原体が，妊娠，分娩，授乳を通じて胎児に感染することを母子感染

といいます。母子感染は垂直感染（親から子へと感染する感染様式）で，妊娠期に採血や腟分泌物の検査を行い感染の有無を判定します（表2）。

　子宮内感染には，経胎盤感染（胎盤を介し病原体が胎児の血液内に混入する）と，上行性感染（子宮頸部，腟に存在する病原体が羊水などを介し胎児に感染する）があります。経胎盤感染では，風疹ウイルス，サイトメガロウイルス（CMV），ヒトパルボウイルス B19

表2 主な母子感染症

感染症	検体	基準値	妊婦への保健指導	胎児・新生児への影響
風疹	血液	32～128 倍	256 倍以上では，現在または最近風疹に感染し母子感染が生じた可能性があるため IgM 抗体を採血する。8 倍未満は風疹抗体価がなく，8～16 倍は風疹抗体価が低いため，人混みや子どもの多い場所を避け，同居家族への風疹ワクチン接種を勧める。	先天性風疹症候群（CRS）の 3 大症状は，白内障，心奇形（動脈管開存症など），難聴
トキソプラズマ	血液	IgG 6 IU/mL 未満 IgM 0.8 IU/mL 未満	多くは不顕性感染，無症状。肉類の十分な加熱，野菜や果物はよく洗うか皮をむく，食器などの十分な洗浄，妊娠中に新しい猫は飼わないなどを説明する。	水頭症，脳内石灰化，網脈絡膜炎の 3 主徴の他，小頭症，精神運動発達遅滞，血小板減少に伴う点状出血，貧血
梅毒	血液	TPLA 定量価 0～9 U/mL RPR 定量価 0.0～0.9 R.U.	性行為感染により母体感染を起こす。妊娠 13 週までのスクリーニングと診断後速やかなペニシリン投与により胎児への感染率が低くなり，治療へ反応しやすい。	先天性梅毒：早産児，胎児肝脾腫，胎児水腫，皮疹（梅毒性天疱瘡）など特徴的所見
B 型肝炎	血液	HBs 抗原定量 0.005 IU/mL 未満 HBs 抗体定量 0-9 m IU/mL	HBs 抗原（＋），HBe 抗原（－）はローリスク群，HBs 抗原（＋），HBe 抗原（＋）はハイリスク群となる。HBs 抗原（＋）妊婦から出生したすべての児が「B 型肝炎母子感染防止対策」の対象となるため，出生直後の HB グロブリンと B 型肝炎ワクチンの投与，生後 1 か月と 6 か月に B 型肝炎ワクチンを投与する。	HBV キャリア化（HBV 持続感染者）による肝硬変や肝がんのリスク
C 型肝炎	血液	HCV 抗体定量価 0.0～0.9 C.O.I	妊婦が HCV-RNA 陽性の場合の母子感染率は約 10％である。児に HCV-RNA 検査を生後 3～12 か月の間に少なくとも 2 回行う。	3 歳以降のインターフェロン治療は約半数に有効，半数は将来の肝硬変や肝がんのリスク

（次頁につづく）

表2 主な母子感染症（つづき）

感染症	検体	基準値	妊婦への保健指導	胎児・新生児への影響
HIV	血液	HIV 抗原抗体定量価 0.0〜0.9 C.O.I	妊娠初期に HIV 抗体スクリーニング検査を行うことで感染予防策を講じ，垂直感染の確率を 1％以下まで低下できる。HIV 感染妊婦には，妊娠中の抗 HIV 薬投与，選択的帝王切開による分娩，人工栄養による哺育，新生児に抗 HIV 薬予防投与を行う。	HIV の増殖によりもともと免疫が未熟な新生児は病態進行が早い
成人 T 細胞白血病ウイルス 1 型（HTLV-1）	血液	ラインブロット法 16 未満	2017 年より母乳感染を防ぐ方法として原則完全人工栄養を勧めるよう改められた。キャリアと診断された場合には，乳房管理を含めた継続した母児の支援が重要である。	成人 T 細胞白血病や HTLV-1 関連脊髄症を発症
クラミジア	腟分泌物	*C. trachomatis*（−）	妊娠 30 週頃までに全妊婦を対象にスクリーニング評価をする。クラミジア陽性妊婦では，治療を行ったうえでパートナーにも検査・治療を勧め，再感染を防止する。	新生児クラミジア結膜炎，咽頭炎，肺炎
溶血性レンサ球菌（GBS）	腟分泌物と肛門周囲	*Streptococcus agalactiae*（−）	妊娠 35〜37 週に検査を行う。GBS 保菌妊婦や前児が GBS 感染症の場合には，分娩 4 時間以上前から抗菌薬投与を開始する。GBS を保菌する母体から子宮内で上行性に感染した場合，絨毛膜羊膜炎や前期破水などから早産の原因となることがある。	生後 7 日以内に発症する早発型では，呼吸障害，循環不全，敗血症性ショック。生後 7 日以降に発生する遅発型では，髄膜炎などの後遺症

（PB19），梅毒トレポネーマ，トキソプラズマが臨床的に最も重要です。子管内感染により胎児に重篤な症状を引き起こす感染症を総称して，TORCH（トーチ）症候群*といいます。

分娩時感染には，経胎盤感染（陣痛により母体血から病原体が胎児血内に移行する）と，産道感染（産道に存在する病原体や母体血中の病原体が胎児に感染する）があります。産道感染では，単純ヘルペスウイルス，尖圭コンジローマ，B 型肝炎ウイルス，C 型肝炎ウイルス，ヒト免疫不全ウイルス，淋菌，B 群溶血性レンサ球菌（GBS），カンジダ，クラミジア・トラコマチスが臨床的に最も重要です。

授乳時感染には，母乳感染（授乳により母乳内，母体血中の病原体が胎児に感染する）が

＊TORCH（トーチ）症候群
　Toxoplasmosis：トキソプラズマ，Other agents：梅毒・水痘・コクサッキー・B 型肝炎など，その他の病原体，Rubella：風疹，Cytomegalovirus：サイトメガロウイルス，Herpes simplex：単純ヘルペスを総称して TORCH 症候群という。

あります。母乳感染では，成人Ｔ細胞白血病ウイルス１型（HTLV-1）があります。

▌| 出生前診断

　出生前診断には，確定診断を目的とする絨毛検査，羊水検査，胎児採血と，非確定的検査（スクリーニング検査など）である母体血清マーカー検査や妊娠初期の超音波スクリーニング検査があります。妊娠中に胎児が何らかの疾患に罹患していると思われる場合や，何らかの理由で胎児が疾患を有する可能性が高いと考えられる場合に，その正確な病態を知る目的で検査を行うことが出生前検査・診断であり，その検査を行うにあたっての十分な説明とカウンセリングが出生前相談です。臨床遺伝専門医や遺伝カウンセラーによるカウンセリング体制のもとで行われる必要があります。検査については，医学的，倫理的，社会的問題が関与していることを認識し，医師の説明の際には看護師も同席し，中立の立場で情報提供がなされていることや，妊婦や夫（パートナー）の反応を確認することが大切です。

2 妊娠初期の看護計画

　妊娠初期（第１月〜第４月まで）の妊婦は，内分泌系ホルモンの変化が著しい時期です。妊娠の受容状況によってその後の妊婦の生活行動が左右される場合も多く，期待感と不安感の相反する感情を抱く時期とされます。さらに妊娠の過程は，新しい役割を獲得する過程でもあるため，看護師は妊婦が抱くさまざまな疑問や不安に対する援助と，話しやすい関係づくりを心がけることが大切です。妊婦健診を通し，母体，胎児双方の健康状態について全般的な確認を行い，妊娠中期，後期に向けて，妊婦が安全で安心して妊娠継続できるよう必要な情報提供と保健相談を行いながら，心身の準備を整えることが重要となります。妊娠初期の感染症に関する検査は，十分な説明と同意を得て行います。「産婦人科診療ガイドライン産科編2020」[2]に沿った適切な治療により，未然に悪化を防ぐことを伝え安心してもらいます。

　近年，うつ傾向を含む妊婦のもつ精神的問題や家庭内暴力（domestic violence：DV）が問題となり，妊婦をとりまく社会的問題が複雑化しています。妊娠初期からスクリーニングし，妊娠出産やその後の家庭育児環境の改善へつなげる配慮をすることや，行政機関と連携した対応をすることが求められています。

妊娠中期のアセスメント

1 妊娠中期経過のアセスメント

妊娠中期の母体変化と胎児の成長について，表 3 に示します。

表3 妊娠中期の母体変化と胎児の成長

妊娠月数	妊娠週数	母体の変化と胎児の状態	備考
第5月	16	• 性別がわかるようになる • 呼吸様運動，口の動きがみられる	妊娠22週0日未満の妊娠中絶 流産
	17	• 皮下脂肪がつきはじめ，手足の指がはっきりする • 胎動の自覚（一般に初産婦のほうが経産婦より2週間ほど遅れて認識する）	
	18	• つわりなどの不快症状が軽減する	
	19	• 白色帯下が増加する • 妊娠中期の血圧は5〜10 mmHg 低くなる傾向にある • 大腿骨長（FL），腹部の大きさ（AC：腹部周囲長または APTD：腹部前後径×TTD：腹囲横径），BPD，胎児推定体重（EFW）を測定する	
第6月	20	• 胎児は高度医療の下，母体外での生存が可能になる	
	21	• 胎児は皮下脂肪の発達が盛んになる • 胎児には，頭髪，皮脂，爪が認められる	
	22	• 腰背部痛，下腹部痛が出現する	妊娠22週0日以降早産
	23	• 下肢浮腫が認められる	
第7月	24	• 羊水量が最大（およそ700〜800 mL）になる	
	25	• 胎児は皮下脂肪が蓄積しはじめる • 胎児は眼や耳が外界の刺激に反応する	
	26	• 胎児の頭髪，睫毛，眉毛が生えはじめる • 皮膚掻痒感の出現，妊娠線が出現する	
	27	• 下腹部・腰部の張り，頻尿・尿漏れ，便秘・痔 • 妊娠高血圧症候群リスクが増大する	

2 妊娠中期の症状と生活上のアセスメント

▌▌胎動

　妊娠第5月頃に妊婦は胎動を感じはじめます。胎動は胎児の神経系の発育や成熟と関連しているため，胎児の健康状態の判断指標となります。はじめは四肢の動きによる蹴り（キッキング）など単純な動きですが，28週以降には回転運動（ローリング）も加わり子宮内をダイナミックに動くようになります。胎動の自覚について確認することは，妊娠中の母親の意識変化や自己の体調管理などについて情報を得られる機会にもなり重要です。

▌▌帯下

　エストロゲンの増加により，腟や子宮頸部の充血によって帯下が生理的に増加します。正常帯下は白色，粘稠性があり悪臭はありません。帯下の色の変化や掻痒感，臭いがある場合には，感染症やカンジダ症の可能性があるため相談するよう伝えます。

▌▌妊娠線・皮膚の掻痒感

　乳房や腹部の過伸展により，皮膚が引きのばされて妊娠線ができます。胎盤性ホルモンにより，発疹や痒みを強く訴える妊婦もいるため，保湿を促し，掻くと痒みが増強する場合には皮膚科受診を勧めます。

▌▌歯茎からの出血・鼻出血

　妊娠中は粘膜が充血しやすいため出血しやすくなります。血小板の値に変化がない，あざなど全身の出血傾向が見当たらない場合には様子をみます。また，妊娠中は女性ホルモンの増加，つわりによる食事回数の変化，歯磨きが思うように行えなくなる状況があり，歯肉炎や口腔内トラブルが起こりやすくなります。一般的には，つわりが終わる妊娠中期に歯科健診を勧めます。

▌▌たちくらみ・疲れやすい

　血管拡張に伴う血圧変動や貧血が進んでいる可能性もあります。急に立ち上がる，起き上がることは避け，徐々に身体を起こすよう説明します。

▌▌足のつり

　血液中の電解質（カルシウム，ナトリウム）の減少，骨盤内周囲の靱帯が引きのばされる

こと，子宮増大による下肢の血流低下などが原因とされます。足がつった場合には，足指を足背方向に反らし，マッサージなどで血液循環を促します。半身浴や足浴を行い，筋肉疲労をとることや下肢を温め血流を促すことも有効です。

▍栄養

妊娠中期は，つわりがおさまり食欲もわく時期です。適切な妊娠中の体重増加の目安（表4）を知り，胎児の発育を考えて必要量（表5）をバランスよく摂取することが大事です。

▍運動・旅行

妊娠中の運動は有酸素運動が好ましく，妊娠中期以降，医師の許可を得て，水泳，ヨガ，エアロビクスなどのマタニティスポーツを開始できますが，疲れやすいため，休息をとりつつ無理をしないことが大切です。立ちくらみ，頭痛，胸痛，呼吸困難，子宮収縮，性器出血，胎動減少など，いつもと異なる症状がある場合には，医師に連絡し相談するよう勧めます。トークテスト（運動中に負担を感じることなく会話ができる状態を保つ）は，簡便に用いることができます。

妊娠中期に旅行を希望する妊婦は多いですが，飛行機を利用する場合や長時間同一姿勢をとる新幹線や車の移動では，深部静脈血栓症（deep vein thrombosis：DVT）を引き起こす可能性があるため，水分摂取，下肢の運動，着圧ソックスの使用を勧めます。旅行先の医療機関の情報を事前に得て，異常徴候を感じた場合にはすぐに受診できるか確認をしておくよう勧めます。利用する航空会社により妊婦の搭乗規定があるため，事前に確認をするよう話します。

表4 妊娠中の体重増加指導の目安[※1]

妊娠前の体格[※2]	体重増加量指導の目安
低体重（やせ）：BMI 18.5 未満	12～15 kg
ふつう：BMI 18.5 以上 25.0 未満	10～13 kg
肥満（1 度）：BMI 25.0 以上 30.0 未満	7～10 kg
肥満（2 度以上）：BMI 30.0 以上	個別対応（上限 5 kg までが目安）

※1「増加量を厳格に指導する根拠は必ずしも十分ではないと認識し，個人差を考慮したゆるやかな指導を心がける」産婦人科診療ガイドライン産科編 2020 CQ 010 より
※2 日本肥満学会の肥満度分類に準じた。
（厚生労働省：妊娠前からはじめる妊産婦のための食生活指針，https://www.mhlw.go.jp/content/000788598.pdf（2023 年 7 月 7 日））

表5	妊娠期の1日の栄養所要量			

栄養素		非妊時必要量（推奨量）		妊婦付加量
種類		18〜29歳	30〜49歳	必要量（推奨量）
エネルギー ＝推定エネルギー必要量 （kcal）※1	I	1,700	1,750	• 妊娠初期＋50 • 妊娠中期＋250 • 妊娠後期＋450 • 授乳期＋350
	II	2,000	2,050	
	III	2,300	2,350	
蛋白質（g）		40（50）	40（50）	• 妊娠初期＋0（＋0） • 妊娠中期＋5（＋5） • 妊娠後期＋20（＋25） • 授乳期＋15（＋20）
ビタミンA（μgRE）		450（650）	500（700）	• 妊娠初期・中期＋0（＋0） • 妊娠後期＋60（＋80） • 授乳期＋300（＋450）
		上限量2,700		
ビタミンD（μg）		目安量8.5		• 全妊娠期，授乳期とも付加量なし
		上限量100		
ビタミンB$_6$（mg）		1.0（1.1）	1.0（1.1）	• 全妊娠期＋0.2（＋0.2） • 授乳期＋0.3（＋0.3）
		上限量45		
葉酸（μg）		200（240）	200（240）	• 全妊娠期＋200（＋240） • 授乳期＋80（＋100）
		上限量900	上限量1,000	
鉄分（mg）		月経なし： 5.5（6.5） 月経あり： 8.5（10.5）	月経なし： 5.5（6.5） 月経あり： 9.0（10.5）	• 妊娠初期＋2.0（＋2.5） • 妊娠中期・後期＋8.0（＋9.5） • 授乳期＋2.0（＋2.5）
		上限量40		
カルシウム（mg）		550（650）	550（650）	• 全妊娠期，授乳期とも付加量なし
		上限量2,500		
亜鉛（mg）		7（8）	7（8）	• 全妊娠期＋1（＋2） • 授乳期＋3（＋4）
		上限量35		

※1 エネルギー必要量は身体活動レベルによって異なる。身体活動レベルは，低い，ふつう，高いの3つのレベルとして，それぞれ I，II，III で示した.

<身体活動レベル>

I：生活の大部分が座位で静的な活動が中心の場合

II：座位中心の仕事だが，職場内での移動や立位での作業・接客など，あるいは通勤・買物・家事・軽いスポーツなどのいずれかを含む場合

III：移動や立位の多い仕事への従事者，あるいはスポーツなど余暇における活発な運動習慣をもっている場合

（日本人の食事摂取基準（2020年版）をもとに作成）

性生活

妊娠中の性交は，相談しにくいこともあり，保健指導のなかで説明していくことも必要です。性交によるオーガズムは，子宮収縮を促進し流早産を誘発する恐れがあることや精液中のプロスタグランジンが子宮収縮を促進するといわれています。切迫早産の原因には病原微生物の感染があるため，妊娠中の性交はコンドームを用いた感染予防について理解を促します。

3 妊娠中期における正常からの逸脱のアセスメント

妊娠貧血

WHO は，ヘモグロビン（Hb）11.0 g/dL 未満，ヘマトクリット（Ht）33%未満を妊娠貧血の定義としています。母体の総血漿量は妊娠 28〜32 週でピークとなりますが，妊娠貧血は，妊娠中に血液中の水分（血漿）量が増加して血液が希釈されることで起こります。血漿量の増加は，胎盤の循環をよくし，分娩時の出血に備える役割があります。その一方，身体のすみずみに酸素を運ぶ Hb が減少するため，疲労感，脱力感，立ちくらみ，労作性呼吸困難などの症状が出現することがあります。頻脈や低血圧を伴うこともあり，症状の観察とともに健診時には血圧測定を行います。

また，妊婦には鉄を豊富に含む食材と鉄の吸収を促進する食材を積極的にとるよう勧めます。アミノ酸が多い動物性蛋白質（肉，魚，卵，乳製品など）に含まれるヘム鉄のほうが植物性蛋白質（穀類，雑穀，フルーツ，キノコ，海藻など）に含まれる非ヘム鉄より吸収がよく，非ヘム鉄はビタミン C（野菜，果物，じゃがいも，さつまいもなど）により吸収が促進されます。

切迫早産

切迫早産とは，妊娠 22〜36 週に，規則的子宮収縮，かつ子宮頸管熟化傾向（頸管開大や短縮）がある場合に診断されます。子宮内感染による母体の体温の上昇（38.0℃以上），頻脈（100 回/分以上）などのバイタルサインに注意することが大切です。母体の炎症が胎児へ波及する場合には胎児頻脈を生じるため，切迫早産の患者の NST（ノンストレステスト，p.52 参照）では，常に胎児頻脈がないかを観察します。全身の熱感や子宮の硬さ，圧痛の有無など触診も重要です。腟から子宮頸管炎，絨毛羊膜炎を起こすことが多いため，腟炎の有無を把握するために，腟分泌物検査やエラスターゼ検査が行われます。経腟超音波での頸管長短縮，腹圧をかけた際の頸管状態を観察します（図 1）。診断された場合には，安静が重要になるため，進行の程度により入院治療も検討されます。重いものを持つなどの腹

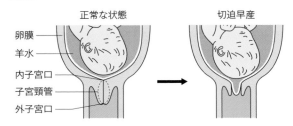

図1 正常産と切迫早産時の子宮頸管長

正常な状態　　　　　　　　　　　　切迫早産

卵膜
羊水
内子宮口
子宮頸管
外子宮口

妊娠各時期の正常の頸管長
　• 妊娠初期～中期：約40 mm　　• 妊娠24週：平均約35 mm　　• 妊娠32週以降：25～30 mm

（茅島江子，村井文江，細坂泰子編：看護判断のための気づきとアセスメント　母性看護，p.78，中央法規出版，2022．
を参考に作成）

圧のかかる動作や激しい運動は避けます。アルコールやタバコ，コーヒー，香辛料などの刺激物の過剰摂取や，性交も避けるよう説明をします。

▌妊娠高血圧症候群

　妊娠高血圧症候群（hypertensive disorders of pregnancy：HDP）とは，妊娠20週（6か月）以降分娩後12週の間に血圧の上昇を引き起こす疾患です。血圧だけが上昇している場合を妊娠高血圧（gestational hypertension：GH），血圧の上昇に加えて尿に蛋白が出ている場合を妊娠高血圧腎症（pestational hypertension：PE）といいます。肥満，既往に妊娠高血圧症候群があることが，リスク因子となります。血管の内皮細胞の障害で，血管のなかから水分が漏出してむくみを引き起こすとともに，血管のなかの脱水状態を引き起こします。さらに，細かな血管で血の塊ができやすくなり，腎臓などの臓器障害や胎盤機能の悪化をきたします。重症化すると，母体に子癇とよばれるけいれんや，脳出血を引き起こすことがあります。高血圧の診断は，血圧値≧140/90 mmHg です。GH においては，血圧値≧160/110 mmHg が認められる場合，15分以内に再検をします。反復して認められる場合には，治療，入院，自施設での管理が困難であれば高次施設への搬送を検討します。蛋白尿の診断は，24時間尿を用いた定量法で測定し，300 mg/日以上を陽性と判断します[2]。

　PE や子癇（COLUMN p.45 参照）に伴い，HELLP 症候群（COLUMN p.45 参照）を引き起こすことがあり，注意が必要です。HDP の母体合併症として全身性の浮腫は重要であり，特に肺水腫や胸水貯留は HDP に伴う症状です。常位胎盤早期剝離とよばれる胎盤の剝離が起こりやすくなります。発症すると児の低酸素症や母体の凝固異常をきたして母児ともに危険な状態に至ることもあります。胎盤機能不全による胎児の発育不良を起こしやすく

COLUMN

子癇

発症の時期：分娩前，分娩中，産褥早期に発症し，分娩 48 時間以降にもみられる。

症　　状：前駆症状では，頭痛，血圧上昇，眼華閃発（目の周りがチカチカする），上腹部痛を認める。その後，顔面蒼白，意識レベルの低下，顔面と眼筋のけいれんなどが生じ，全身性のけいれんが起こり，のけぞるような姿勢や呼吸停止が起こる。四肢や軀幹の間欠的けいれんなどの症状から昏睡状態となる。

看　　護：前駆症状のある妊婦には，定期的な血圧測定を行い，症状を観察する。けいれんを予防するための薬剤投与，胎児心拍数モニタリングを行い，光刺激を最小とするために部屋を暗くする。暗幕などを使用することもある。安静を強いられるなかで，妊婦は不安や焦燥感を抱くことも多いため，休息がとれる環境づくりと心理的な支援が重要となる。

COLUMN

HELLP 症候群

溶血（hemolysis），肝酵素の上昇（elevated liver enzymes），血小板減少（low platelets）を呈する多臓器不全。

発症の時期：重症妊娠高血圧腎症に合併し，妊娠後期に発症することが多く，分娩後にもみられる。常位胎盤早期剥離，子癇患者においてしばしば HELLP 症候群を合併する。

症　　状：心窩部痛で発症することが多く，嘔気・嘔吐を伴うことが多い。特に黄疸，血小板減少に伴う出血症状，子癇発作の前駆症状としての頭痛，眼症状，全身症状としての倦怠感，浮腫，発熱などがある。

看　　護：血液検査データ（溶血，肝機能異常，凝固異常）に注目し，播種性血管内凝固症候群（disseminated intravascular coagulation：DIC）徴候がないか，妊婦の症状の訴えを観察する。診断がついた場合には，分娩の終了が治療となる。出血傾向とあわせて麻酔が選択されるため，胎児心拍数モニタリングと輸液，輸血の準備，緊急な分娩への本人と家族への十分な説明が重要となる。

なるため，胎動の確認，胎児心拍数モニタリングや腹部超音波による定期的な検査が必要です。診察時の血圧が高い場合には，普段の血圧や妊婦の緊張状態を確認し，白衣高血圧などの影響がないか観察します。

　GHの根本的な治療はありません。安静，減塩食，血圧コントロールについて指導しますが，重症の場合には，脳出血予防のための降圧薬，子癇予防のための硫酸マグネシウムが投与されることもあります。妊娠を終わらせること（ターミネーション）が唯一の治療です。

■ 前置胎盤

　前置胎盤とは，胎盤が子宮壁の正常より低い位置に付着し，子宮口を覆うか，その辺縁が子宮口にかかっている状態です（図2）。

　産道が胎盤でふさがれている状態であり，分娩は帝王切開が選択されます。妊娠中期（妊娠20週頃）の経腟超音波で前置胎盤が疑われると，経過観察を行い，妊娠31週末までに診断を確定させます。妊娠中期以降に反復する無痛性の性器出血（警告出血）を認めることがあります。出血は，子宮収縮の増加，子宮下部の伸展，子宮口の開大などにより，子宮と胎盤との間にズレが生じて，血管が断裂するために起こります。大量出血の場合には，母体は出血性ショック，胎児の状態も悪くなり，胎児死亡に至ることもあります。

　診断を受けた場合には，妊娠中から大量出血に備え輸血の準備（自己血または同型種血）を行います。妊婦と家族は，医師からの状態の説明を受け，突然の出血や輸血などの可能性

図2 前置胎盤と低置胎盤

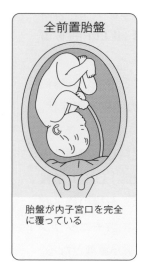

全前置胎盤

胎盤が内子宮口を完全に覆っている

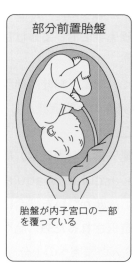

部分前置胎盤

胎盤が内子宮口の一部を覆っている

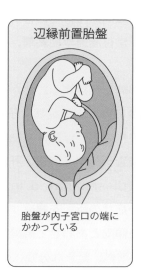

辺縁前置胎盤

胎盤が内子宮口の端にかかっている

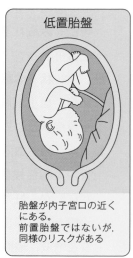

低置胎盤

胎盤が内子宮口の近くにある。
前置胎盤ではないが，同様のリスクがある

があることを悲観的に受け止めることもあります。日常生活のなかで異常徴候に早期に気づき対処できるよう，緊急時連絡先などの確認を行い，思いを受け止めるよう援助します。

常位胎盤早期剝離

　常位胎盤早期剝離とは，胎児が生まれるより前に突然胎盤が剝がれてしまうことをいい，胎盤が子宮壁から部分的もしくは完全に剝離する疾患です。突然胎盤が剝離した部分は，母体血管からの血液ガスや栄養成分の交換，輸送が困難となり，胎児機能不全をきたします。時間が経過するほど胎児死亡へ至る可能性も高くなる重篤な疾患です。胎盤剝離部分は血腫を形成します。

　常位胎盤早期剝離は，妊娠 30 週以降に起こりやすく，高齢妊娠，妊娠中の喫煙，妊娠高血圧症候群，妊娠糖尿病，過去に常位胎盤早期剝離の既往がある場合に，リスクが高いといわれます。症状は性器出血，下腹部痛（子宮の痛み），胎動が少ないなどです。子宮の過収縮による「板状硬」といわれる過強陣痛様症状もあります。妊婦の症状を問診，触診し，頻回なバイタルサイン測定，腹部超音波による胎盤後血腫の確認や NST 装着，高次産科医療施設への搬送などが速やかに行われるよう準備をします。高齢妊娠などでリスクがある場合には，妊娠中はリスク因子となる生活を避けるよう説明します。

妊婦の糖尿病

　妊娠中の糖代謝異常の定義ならびに診断基準には，妊娠糖尿病（gestational diabetes mellitus：GDM）と妊娠中の明らかな糖尿病があります。耐糖能異常妊娠は，母体，胎児，新生児への影響をもたらし，合併症のリスクが増加します。母体合併症では流産・早産，妊娠高血圧症候群，羊水過多症，糖尿病性ケトアシドーシス，遷延分娩・分娩停止，肩甲難産，帝王切開分娩の増加があります。胎児合併症では胎児奇形，胎児過剰発育・巨大児，胎児発育遅延，胎児機能不全，子宮内胎児死亡があります。新生児合併症では呼吸窮迫症候群，低血糖，高ビリルビン血症，分娩損傷，多血症，低カルシウム血症があります。胎児心拍数モニタリングにより胎児の well-being（胎児の状態が良好であること）を観察します。体重変化や食生活について確認し，専門医の助言を受けながら順調に経過できるよう支援が必要です。妊娠糖尿病は，糖負荷試験（75 g OGTT）において，空腹時血糖値とブドウ糖 75 g を溶かした水を飲み，30 分値，1 時間値，2 時間値の血糖を測定し，診断します。妊娠中の明らかな糖尿病は，HbA1c 値を測定します。日本糖尿病・妊娠学会と日本糖尿病学会の合同委員会が診断基準を示しているので，成書等を参照してください。

妊娠中期の看護計画

　妊娠中期（第5月〜第7月）は，胎盤が完成し安定期といわれる時期です。腹部が増大しはじめ，胎動の自覚とともに，胎児への関心を寄せて親になることを考える時期でもあります。

　妊婦健診では，子宮底長・腹囲・血圧・浮腫・尿蛋白・尿糖・体重を測定します。また，胎児の成長発育評価を行うために腹部超音波で児頭大横径，腹囲，腹部前後径，腹部横径，大腿骨長の計測を行います。妊娠に伴う身体的変化が大きいため，貧血の悪化，切迫流早産，妊娠高血圧症候群，前置胎盤，常位胎盤早期剝離，妊婦の糖尿病など逸脱徴候のアセスメントを行い，適度な運動やバランスのよい食事を心がけるよう促します。分娩に向けた身体づくりと日々の胎児の成長を喜び合う援助も大切であり，母子の愛着形成や母親役割を高められるよう支援します。里帰り分娩をする場合には，早い時期に一度分娩施設を受診するよう勧めます。

 妊娠後期のアセスメント

1　妊娠後期経過のアセスメント

　妊娠後期の母体変化と胎児の成長について，表6に示します。

2　妊娠後期の症状と生活上のアセスメント

■ 腰痛

　妊婦は，エストロゲンの増加などホルモンの影響により骨盤の関節が弛緩することや，妊娠した子宮を前方に抱えようと上体を反屈する姿勢をとることで，骨盤周囲の支持組織が引

表6 妊娠後期の母体変化と胎児の成長

妊娠月数	妊娠週数	母体の変化と胎児の状態	備考
第8月	28	• 胎児は光，音，痛み刺激に反応する	妊娠36週6日まで早産
	29	• 血漿量の増加が顕著となり，血液の希釈が進み相対的貧血になりやすくなる	
	30	• 腰痛や息苦しさなどの不快症状が多くなる	
	31	• 下肢浮腫，静脈瘤が出現しやすい時期 • 基礎代謝が最大20～30%増加し，汗をかきやすい	
第9月	32	• 胎児の肺サーファクタントが整う • 胎児はほとんどすべての感覚器が整う	
	33	• 母体の循環血液量増加は32週前後がピークとなり心拍出量が最大となる • 胃部圧迫感による食欲低下，胸やけが起こる	
	34	• 胸式呼吸になる	
	35	• 腟分泌物が増加する • 孤独感を感じるようになる	
第10月	36	• 胎児はいつ子宮外に出ても生存できる状態となる	
	37	• 胎児は母体から免疫を獲得する • 胎児は骨盤内に下降し胎動が減少する	妊娠37週0日以降妊娠41週6日まで正期産
	38	• 仰臥位低血圧症候群が起こりやすくなる	
	39	• 分娩への期待や不安が高まり，出産後の生活を想像するようになる	
予定日以降	40	• 胎児は胎脂が減少する • 分娩への期待や不安が高まるようになる	妊娠40週0日（満280日）が予定日
	41		
過期産	42～		妊娠42週0日以降過期産

きのばされることにより，腰部の骨盤部の痛みを生じます。過剰な体重増加や腹圧のかかる姿勢，長時間の歩行は避けるよう説明します。骨盤ベルトなどの利用も症状緩和に有効です。

■| 便秘・痔

　プロゲステロンにより腸管蠕動が弱まることや子宮が腸管を圧迫して便が停滞しやすいこと，腸管通過時間が延長し水分やナトリウム吸収が促進されて便が硬くなりやすいことから生じます。便秘が解消しない状態が続くと，痔核が起こりやすくなります。妊娠前の排便習慣を確認し，食生活の見直し，十分な水分摂取，適度な運動について指導をします。必要に応じて緩下薬（酸化マグネシウムなど）の内服も提案し硬便にならないよう予防します。

■| 下部尿路症状（頻尿，尿漏れ）

　妊娠中の尿漏れは，黄体ホルモンの上昇，骨盤底支持組織の軟化，子宮増大による膀胱や尿道への圧迫，児頭下降による膀胱圧迫から，排尿機能に変化をもたらし，起こりやすくなります。妊娠中期以降の排尿回数が増えることで，睡眠不足にもなります。妊娠後期には尿漏れと破水がわかりにくい状況となるため，十分な問診を行い，症状が続く場合や判断ができない場合には相談するよう説明します。

■| 静脈瘤

　下肢倦怠感，腫脹，疼痛，血管の怒張，「足が腫れて重い」というような妊婦の訴えがある場合には，下肢静脈瘤を考えます。外陰部に形成されることもあります。プロゲステロン増加に伴う静脈血管壁の弛緩に伴う静脈血管拡張により起こります。下肢に血液がたまり，静脈がこぶしのように膨らみます。下肢の静脈瘤は分娩後の自然軽快が期待できますが，症状を悪化させないよう，弾性ストッキングの着用や半身浴などで循環を促すことや，ぶつけたり皮膚を傷つけたりしないよう指導します。

■| 浮腫

　浮腫は，妊娠による循環血漿量，腎血流量の増加から，ナトリウムや水分の再吸収が増加することで生じ，下肢を中心に多くの妊婦に認めます。水血症の状態となり血漿蛋白濃度，浸透圧が低下し，子宮の増大と圧迫により静脈系はうっ滞し，毛細血管内の圧が上昇するため浮腫が増強しやすくなります。浮腫の増強の原因には，塩分・水分の過剰摂取，長時間の立位・座位姿勢があります。対応として，下肢を温めること，足浴，弾性ストッキングの着用を勧めます。適度な運動を取り入れ，休息や睡眠時には枕などで下肢挙上するよう，その方法を説明します。下肢マッサージも効果的です。

仰臥位低血圧症候群

　仰臥位低血圧症候群とは，妊娠後期の妊婦が仰臥位をとり，増大した子宮が下大静脈を圧迫することにより，静脈還流が減少し，血圧低下や気分不快などをきたす症状です（図3）。症状が出た場合には，下大静脈の圧迫を解くために左側臥位にするなどの体位変換を行い，母体の血圧，脈拍を測定します。また，胎児心拍数モニタリングにて胎児徐脈の出現がないかを観察します。妊婦は気分不快により不安が増強する可能性があるため，ゆっくりと深呼吸を促しながら観察を続け，状態を伝えていきます。

母乳育児の準備

　WHOは，生後6か月間は母乳育児を続け，その後，適切な補完食品を使用しながら最大2年以上母乳育児を続けることを推奨しています。母乳育児は，自然な営みですが，母子がお互いに学習しながら習得していく行動でもあります。妊婦が出産後にどのような授乳方法を選ぶか，どのくらいの期間授乳を続けるかは，乳房の形態や分泌状況，子どもの状態，生活環境や就業状況，家族の希望などさまざまなものが影響します。WHOとユニセフの共同声明「母乳育児成功のための10ヵ条」（表7）をもとにしたかかわりが，母乳分泌の維持と母親の安寧につながります。なお，看護師は乳がんなどの異常の早期発見を目的として，乳房の視触診を行い，乳房や乳頭を観察し，しこりの有無や外科手術の既往を確認します。

図3 仰臥位低血圧症候群

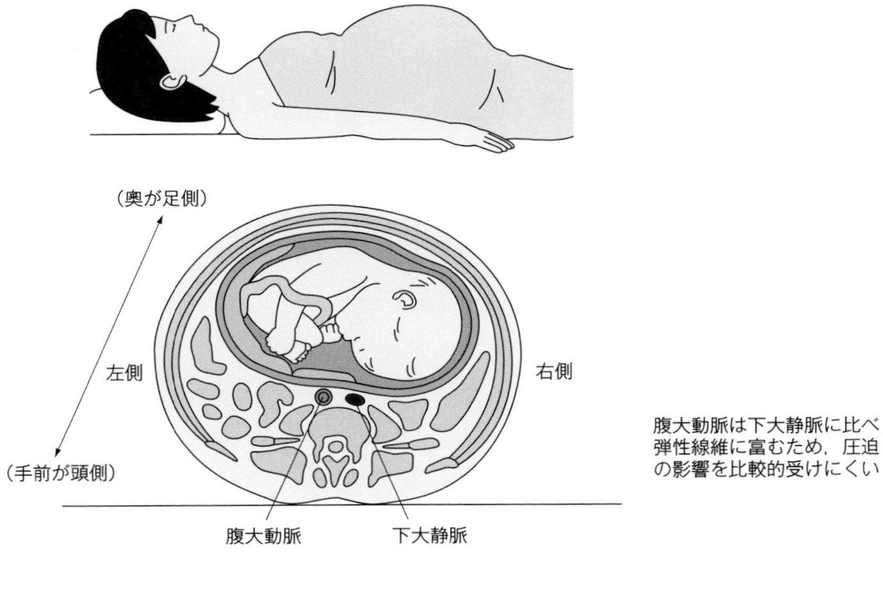

（奥が足側）

左側　　　右側

（手前が頭側）

腹大動脈は下大静脈に比べ弾性線維に富むため，圧迫の影響を比較的受けにくい

腹大動脈　　下大静脈

表7 母乳育児成功のための10ヵ条―2018改訂訳―

1a. 母乳代替品のマーケティングに関する国際規準（WHOコード）と世界保健総会の決議を遵守する

1b. 母乳育児の方針を文章にして，施設の職員やお母さん・家族にいつでも見られるようにする

1c. 母乳育児に関して継続的な監視及びデータ管理のシステムを確立する

2. 医療従事者が母乳育児支援に十分な知識，能力，技術をもっていることを確認する

3. すべての妊婦・その家族に母乳育児の重要性と方法について話し合いをする

4. 出生直後から，途切れることのない早期母子接触を勧め，出生後できるだけ早く母乳が飲ませられるように支援する

5. お母さんが母乳育児を始め，続けるために，どんな小さな問題でも対応できるように支援する

6. 医学的に必要がない限り，母乳以外の水分，糖水，人工乳を与えない

7. お母さんと赤ちゃんを一緒にいられるようにして，24時間母子同室をする

8. 赤ちゃんの欲しがるサインをお母さんがわかり，それに対応できるように授乳の支援をする

9. 哺乳びんや人工乳首，おしゃぶりを使うことの弊害についてお母さんと話し合う

10. 退院時には，両親とその赤ちゃんが継続的な支援をいつでも利用できることを伝える

（日本母乳の会：母乳育児成功のための10ヵ条―2018改訂訳―，山内逸郎，ユニセフ東京事務所訳，2018. http://www.bonyu.or.jp/index.asp?page_no=50（ユニセフ東京事務所承認済み 2018.10.23））

■ NST

NST（ノンストレステスト）とは，子宮収縮などのストレスのない状態で胎児心拍数を一定時間モニタリングし，分娩に備えながら胎児の状態が良好かを確認する検査です。一般に，妊娠35週頃以降より行いますが，母子の健康逸脱徴候がある場合には，妊娠28週以降に検査することもあります。

胎児は，20分ごとに睡眠と覚醒を繰り返すため，30分程度，胎児心拍数モニターを確認します。20分間に2回以上，15 bpm以上の一過性頻脈が認められれば「reactive pattern」と判定し，胎児の状態は良好と判定します．さらに，胎児機能不全がないことを確認するために，基線（baseline，正常範囲：110～160 bpm），基線細変動（variability，正常範囲：5～25 bpm），一過性頻脈（acceleration，正常範囲：開始からピークまでが30秒以内15 bpm以上かつ20分に2回以上），一過性徐脈（deceleration）の有無で，安心できる胎児の状態（reassuring fetal status：RFS）と安心できない胎児の状態（non-reassuring fetal status：NRFS）を判定しています（図4）。仰臥位低血圧症候群を起こさないように，セミファーラー位で行います。

 **分娩監視装置による胎児心拍数のモニタリング**

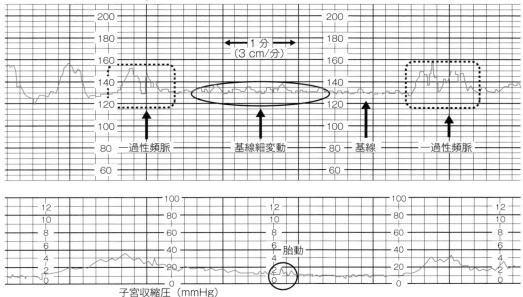

※安心できる胎児の状態（RFS）の判断基準
　・心拍数基線が正常範囲
　・心拍数基線細変動が正常
　・胎動に伴う一過性頻脈を 20 分間に 2 回以上認める
　・一過性徐脈が認められない

（有森直子編：NURSING TEXTBOOK SERIES 母性看護学Ⅱ 周産期各論 第 2 版，質の高い周産期ケアを追求するアセスメントスキルの習得，p.192，医歯薬出版，2020．を一部改変）

3　妊娠後期における正常からの逸脱のアセスメント

▊ 妊娠中の出血

　妊娠後期の出血の主な原因は，前置胎盤，常位胎盤早期剥離，子宮破裂・切迫子宮破裂，早産・切迫早産です。前置胎盤は出血前に超音波断層法検査により診断することが可能で，安静を保つことにより出血を予防できますが，出血が起こった場合は大量出血となり，緊急帝王切開を行うこともあります（逸脱については妊娠中期 p.46 を参照）。

▊ 胎児発育不全（FGR）

　胎児の推定体重が在胎週数相当に発育していない状況を，胎児発育不全（Fetal Growth Restriction：FGR）といいます。子宮底長が在胎週数に比べて小さい場合，妊娠 30 週頃までに超音波断層法を行い，算出された推定胎児体重が胎児体重の基準値の−1.5 SD 以下

である場合に FGR と診断します。

　FGR の原因には，胎児の染色体異常，母体高度栄養失調や妊娠前のやせ，母体内科的合併症（高血圧，糖尿病，抗リン脂質抗体症候群，膠原病，心疾患），生活習慣（喫煙，アルコール，大量のカフェイン摂取）などがあり，原因不明の場合もあります。胎児の健康状態を評価して，状態がよくない場合には，ストレスの少ない環境を考慮し，分娩の時期を検討します。FGR の危険因子をもつ妊婦に対しては，生活習慣の見直しと改善の指導を行います。

■� 胎位・胎向

　胎位とは，妊婦の身体の向きに対する胎児の身体の向きのことです。妊婦の足の方向に胎児の頭が向いている場合には頭位といい，妊婦の頭の方向に胎児の頭が向いている場合には骨盤位といいます。胎位は胎児の長軸と母体の長軸との関係で定義され，2 つの長軸の向きが一致するものを縦位，直交する場合を横位，斜めに交わる場合を斜位といいます。子宮底長の測定，腹囲の測定，レオポルド触診法，腹部超音波により，確認をします。

　骨盤位の頻度は，妊娠週数の進行とともに低下し，自然に解消することも多いです。骨盤位経腟分娩においては，骨盤位経腟分娩に習熟した医療スタッフが常駐しており，分娩様式によるリスクとベネフィットについて十分なインフォームドコンセントが得られている場合には可能ですが，多くの場合は帝王切開分娩が選択されます。

　レオポルド触診法（図 5）は，第 1 段法から第 4 段法に沿って行い，胎児の胎位・胎向を確認します。

■▊ 巨大児

　出生体重が 4,000 g 以上の場合を巨大児といいます。危険因子には，母体糖尿病，妊娠糖尿病，妊娠前の肥満，過剰な妊娠中の体重増加，巨大児分娩既往，過期産などがあります。微弱陣痛，分娩遷延，肩甲難産の頻度が上昇し，新生児仮死や分娩外傷（鎖骨骨折，Erb 麻痺などの末梢神経障害性麻痺），脳性麻痺のリスクが高くなります。子宮底長が在胎週数に比べて過度に大きい場合や，母体の糖代謝に異常がある場合には，早期に食事指導を行い，巨大児の回避に努めます。

図5 レオポルド触診法

a. 第1段法

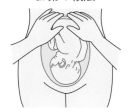

a：子宮底の高さと胎児の子宮底側が頭部か殿部かを確認

b. 第2段法

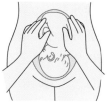

b：胎位・胎向を確認

c. 第3段法

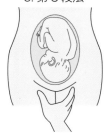

d. 第4段法

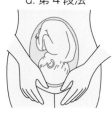

c・d：胎児の先進部が頭部か殿部かと，その下降状態を確認

6 妊娠後期の看護計画

　妊娠後期（第8月〜出産まで）は，循環血液量の増加がピークを迎える時期であり，妊娠期特有の貧血，胎位異常などの合併症を発症しやすくなります。増大する子宮により腰背部痛や静脈瘤，頻尿などのマイナートラブルが起こりやすく，仰臥位低血圧症候群への注意が必要です。出産が近づくことで不安が増強する時期でもあり，分娩に向けた心身の準備状態を整えるための援助，異常徴候の早期発見に向けた保健指導が重要です。

　バースプラン（p.63参照）を確認し，できるだけ希望に添えるよう対応しますが，すべての希望には添えないこともあることを伝え，分娩や産後の生活へのイメージを膨らませられるよう働きかけを行います。出産準備教室への参加状況と立ち会い分娩希望について確認をします。きょうだいがいる場合には，預け先や緊急時連絡先について家族内で調整するよう促します。自然分娩や帝王切開などの分娩方針と時期について本人と家族の理解度を確認

し，分娩状況に応じて入院時期と分娩開始徴候の確認をします。持ち物の確認，緊急時連絡先についても伝えます。

　母乳育児の準備は，母親が自分の身体を知り，母乳育児への期待をもち母乳育児への意識を高めることができます。妊娠中に母乳の利点を理解し，母乳産生のメカニズムを知ることで，母親は子どもの栄養について考える機会にもなります。

　妊娠中の乳房の手入れは，入浴時に乳頭先端に付着した乳垢や乳汁を除去しておく程度がよいです。乳頭や乳輪部を石鹸でこすり洗いすることは避けます。「母乳育児成功のための10ヵ条」をもとにした情報提供と自律授乳への理解，授乳時の抱き方（ポジショニング），吸着（ラッチ・オン），補足の適応，哺乳瓶やミルクなどの準備について，実践的，情緒的サポートを行うことが大切です。

引用文献

1) Committee on Practice Bulletins-Obstetrics: ACOG Practice Bulletin No. 189: Nausea And Vomiting Of Pregnancy, Obstetrics & Gynecology, 131 (1)：e15-e30, 2018.
2) 日本産科婦人科学会，日本産婦人科医会編・監：産婦人科診療ガイドライン，産科編 2020，日本産科婦人科学会事務局，2020.

参考文献

・日本糖尿病・妊娠学会と日本糖尿病学会との合同委員会：妊娠中の糖代謝異常と診断基準の統一化について，日本産科婦人科学会雑誌，67 (8)：1656-1658, 2015.

第2章 分娩期のアセスメントと ケア技術

産婦が陣痛を乗り越え出産する状況に立ち合うことができるということは，看護学生にとって貴重な経験といえるでしょう。貴重な経験を有意義な学びにするために，分娩第1期から第4期でどのように学びを得ていけばよいのか説明していきます。

1 分娩期にある産婦と児の理解

分娩期の看護の目的は，母児ともに安全・安楽に分娩が終了することです。そのためには，分娩経過に応じた援助を行うこと，正常分娩から逸脱していないかアセスメントを行いながら適切に対応することが重要です。正常分娩の経過は，第1期から第4期までに分けられています（表1）。その各期に応じたアセスメントが重要になります。

表1 正常分娩の経過

時期区分	状態
第1期	10分ごと，もしくは1時間に6回程度の規則正しい陣痛の開始（分娩開始）から子宮頸管（子宮口）が全開大するまで
第2期	子宮口全開大から児の娩出まで
第3期	児娩出から胎盤の娩出まで（この時点で分娩終了）
第4期	胎盤娩出時から2時間

分娩所要時間は，第1期から第3期までの時間です。
出血量は，第1期から第4期までの総量となります。

分娩期のアセスメントのポイント

分娩期のアセスメントは，分娩の進行が順調であるか，分娩進行に伴い産婦が身体的・心理的・社会的な変化に適応できているか，児の健康状態は正常から逸脱していないか，がポイントとなります。

分娩経過の分類では，正常分娩と異常分娩があります。正常分娩とは正期産であり，自然で良好な陣痛により分娩が進行し，経腟により胎児が娩出されることです。分娩の進行において，正常経過から逸脱し，母子の生命に危険が伴うために何らかの医療措置が必要となる場合，異常分娩となります。

1 産婦の身体的特徴

分娩の 3 要素と分娩の関連

分娩時の産婦には，分娩の３要素（胎児及び付属物・娩出力・産道）の変化が見られます（図 1）。分娩が進行すると，痛みを伴う陣痛が規則的に起こるようになり，体温や脈拍の上昇，発汗，排尿の変化が見られます。また，児の下降によって骨盤底の圧迫や肛門の圧迫などが生じ，痛みの強さや部位も変化します。児の娩出によって会陰の損傷が生じること

図 1 分娩の３要素

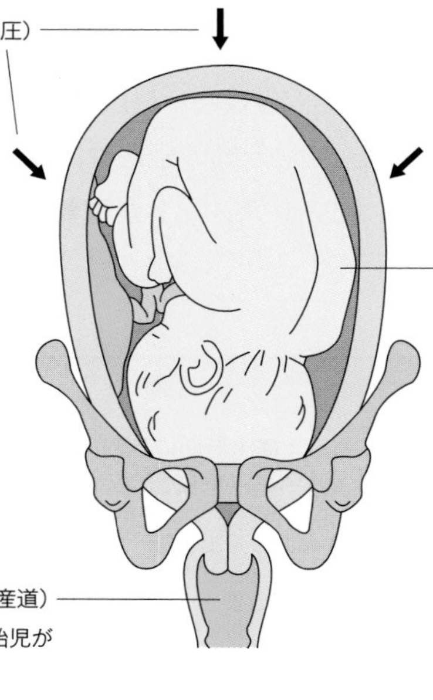

娩出力（陣痛・腹圧）
規則的で効果的な陣痛により児の回旋と下降が進み，腹圧が加わり児の娩出となる
娩出物（胎児・付属物）
胎児は娩出力によって産道を通過するため，回旋しながら下降し，卵膜（付属物）が破れる（早期破水・適時破水）。胎盤及び臍帯（付属物）は児の娩出後に娩出される
産道（軟産道・骨産道）
軟産道・骨産道を胎児が通過する

もあります。

産道

　分娩の際に胎児及び付属物が通過する経路を産道といいます。骨盤腔からなる骨産道と子宮下部・子宮頸管・腟・外陰からなる軟産道があります。

　骨産道は，入口部・濶部・峡部・出口部の4つの部分に分けられます（図2）。骨盤各面の中点を結んだ線を骨盤軸といい，胎児は頭の最大径である前後径をこの骨盤軸に一致するように回旋や応形機能を用いながら，骨盤軸に沿って進行します。この骨盤軸と児頭の大きさが不適合である場合は，児頭骨盤不適合として帝王切開となることがあります。また，回旋が骨盤軸に沿って進まない場合も，分娩停止となって帝王切開となる場合があります。

　軟産道は，分娩の進行に伴い大きく伸展する必要があります。とくに子宮頸管では，開大や伸展が十分でないと裂傷を生じ，大出血を招きやすくなるため，分娩進行の判断として重要となります。

娩出物

●胎児

　胎児の大きさ・胎位・胎向によって，正常分娩の判断を行います。胎児の頭蓋（図3）は骨形成が不十分であることから，分娩の際に産道の抵抗を受けると頭蓋の骨縫合や小泉門や大泉門を少しずつ重ね合わせることができます（骨重積）。そして，産道内の通過を容易にします。これを児頭の応形機能（図4）といいます。

図2 骨産道

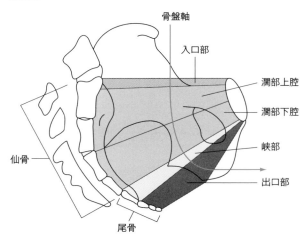

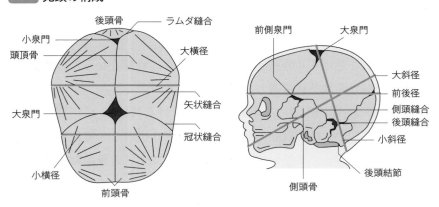

図3 児頭の構成

後頭骨 — ラムダ縫合
小泉門
頭頂骨
大横径
大泉門
矢状縫合
冠状縫合
小横径
前頭骨

前側泉門　大泉門
大斜径
前後径
側頭縫合
後頭縫合
小斜径
後頭結節
側頭骨

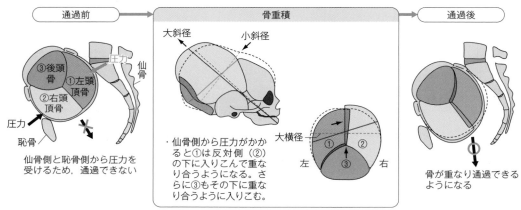

図4 児頭の応形機能

通過前　　　　骨重積　　　　通過後

大斜径　小斜径

③後頭骨
①左頭頂骨
②右頭頂骨
圧力
仙骨
恥骨

仙骨側と恥骨側から圧力を
受けるため，通過できない

・仙骨側から圧力がかか
ると①は反対側（②）
の下に入りこんで重な
り合うようになる。さ
らに③もその下に重な
り合うように入りこむ。

大横径
①②③
左　右

骨が重なり通過できる
ようになる

（医療情報科学研究所編：病気がみえる vol.10 産科，p.239, メディックメディア，2018. を一部改変）

　また，児頭を回旋（第1〜第4回旋）する機能があります。第1回旋（屈曲）では骨盤入口に児頭が進入する際に児頭の 頤（おとがい）が胸部に近づき屈曲します。次の第2回旋（内回旋）では骨盤内を下降しながら児頭が内側に回旋し，第3回旋（伸展）で児頭が恥骨結合の下縁を支点として屈位から伸展反屈し，児の顔面が娩出されます。次の第4回旋（外回旋）により，児の肩甲が骨盤前後径に一致するように回旋し恥骨結合上にある肩が娩出，次いで下方の肩も娩出となります。

●付属物

　付属物としては，経腟分娩の可否や胎児の健康状態を知るうえで，羊水の観察が重要となります。破水の時期（前期破水，早期破水，適時破水）によっては，感染に留意する必要も

あるためです。また，羊水の性状の観察で重要なのは，混濁や悪臭の有無です。混濁や悪臭がある場合は，胎児の健康状態がよくないことを示しています。

破水の時期の定義として，陣痛の発来前に破水した場合を前期破水，分娩第1期に破水することを早期破水，子宮口全開大以降の破水を適時破水といいます。正期産の前期破水の場合は，腟からの上行性感染，臍帯脱出，羊水減少による胎児機能不全のリスクが高まるため，入院管理となり陣痛の発来を待つか分娩誘発となります。

また，胎児の状態が不良になると胎便の排泄が生じます。そのため白色の羊水が緑黄色になり，悪臭を伴います。これを羊水混濁といいます。

▐▌ 娩出力

娩出力は，陣痛と腹圧に分けられます。陣痛は，不随意に反復して生ずる子宮の収縮をいいます。腹圧は，分娩の際に伴って生じるいきみ（努責感）の際にかかる腹部圧力です。

陣痛の種類には，妊娠陣痛・前駆陣痛・分娩陣痛・後陣痛があります。妊娠陣痛は，妊娠期に生じる不規則な子宮収縮であり，痛みは伴いません。分娩可能な時期になり，規則的な子宮収縮で痛みを伴うが分娩に至らなかったものを，前駆陣痛といいます。10分おき，または1時間に6回程度の規則的な子宮収縮で痛みを伴い最終的に分娩に至るものを，分娩陣痛といいます。胎盤が娩出した後，産褥期に生じるものを，後陣痛といいます。

陣痛の強さは，触診もしくは客観的観察として分娩監視装置を用いて，子宮の内圧を産婦の腹壁上からトランスデューサが感知する陣痛曲線で観察します。

▐▌ 正常分娩の機序

規則的な陣痛が発来し，軟産道の変化として子宮口の開大が起こります。そして陣痛により胎児は骨盤内を通過する際に児頭を回旋させながら下降します。第1〜第4回旋まで正常に進み胎児が娩出されると，さらに子宮は収縮します。胎盤付着部の子宮壁も縮小するために，胎盤と母体面の間にずれが生じます。その結果として胎盤が子宮壁から剝離し，娩出されます。

2 産婦の心理的・社会的特徴

初産婦の場合，分娩への不安が強く，分娩開始から分娩までの予測もつかないことから，恐怖心を抱きます。産婦のニーズには，①安全・安楽な分娩へのニーズ，②基本的ニーズ，③母親役割へのニーズ，④家族発達へのニーズなどがあります。

分娩の立ち合いをする家族など，産婦の希望によって配慮が必要になることもあります。

バースプランを確認して支援することは，産婦の安心・安楽につながるでしょう。

本項では，安全・安楽な分娩へのニーズと基本的ニーズに対するアセスメント，バースプランについて解説します。

■ 安全・安楽な分娩へのニーズのアセスメント

安全で安楽な分娩のために，定期的な産婦の身体変化，胎児の健康状態の観察を行い，正常経過であることを確認します。産婦に不安や恐怖心があれば，緊張感が増し，痛みも増強することになります（リード理論）。不安や恐怖心へのケア，緊張緩和のケア，痛みへのケアを適切に行うことで，安楽なニーズを満たすことにつなげます。

■ 基本的ニーズのアセスメントの必要性

分娩の進行とともに，セルフケアができなくなります。そのため，自尊心の欠落や不快感，疲労などにつながります。このように分娩期に影響する基本的ニーズについてアセスメントして援助することは，産婦の心理的側面に重要な役割を果たします。

分娩進行に伴い，発汗や陰部からの血性分泌物がみられます。また，分娩は長時間になることから，エネルギーの補給も必要です。尿の貯留で子宮の収縮を妨げたりすることもあるため，分娩促進のために適切な排泄を促します。疲労予防のための睡眠も必要です。これらのニーズが分娩各期で満たされているか，セルフケアできないときは誰がどのように援助するかを考える必要があります（図5）。

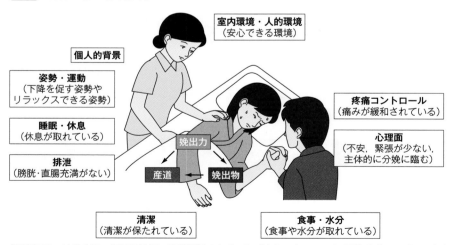

図5 分娩進行の影響因子

（茅島江子，村井文江，細坂泰子編：看護判断のための気づきとアセスメント 母性看護，p.125，中央法規出版，2022.）

■ バースプランとは

　バースプランとは，妊婦やその家族の出産や産後の育児についての希望を，妊婦や家族当事者が考えて立案する計画のことです。内容には，どのようなお産がしたいか，陣痛室での過ごし方，出産場所の環境（照明，換気，音楽など），立ち会う人，出産後の児との面会や接触，産後の母児同室，母乳育児などが盛り込まれています。受け持った産婦がどのようなプランを考えているのかを確認することは，産婦のニーズを把握するために重要となります。この計画を可能にするためにどのような支援ができるのかについて，妊娠中の保健指導や両親学級・母親学級を通して，相談を進めていきます。

3 児の特徴

　胎児は分娩3要素の「娩出物」に該当します。胎児は分娩進行に伴い，回旋や児頭の応形機能，骨重積によって頭蓋の変形を経て，娩出されます。この間に陣痛や産道の異常，胎盤の異常があれば，胎児はストレス状態にさらされます。そのストレスを早期に発見し，対処することが大切です。分娩監視装置による胎児健康状態の確認が重要となります。

■ 胎児心拍数モニタリングによる胎児の健康状態の確認

●心拍数のモニタリング方法

　胎児は分娩進行に伴って回旋・下降していくため，胎児心拍最良聴取部位を分娩の進行に応じて確認する必要があります（図6）。通常，胎児心音の聴取は陣痛開始後で，陣痛が弱いときは1時間1回，分娩の進行に伴って1時間に2〜3回，第1期の終わり頃には15分に1回程度とされています。

図6 分娩進行に伴う胎児心音の聴取部位の変化

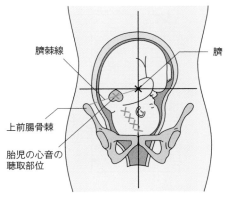

臍棘線　　　臍

上前腸骨棘

胎児の心音の
聴取部位

（茅島江子，村井文江，細坂泰子編：看護判断のための気づきとアセスメント
母性看護，p.127，中央法規出版，2022.）

心拍は，陣痛発作のピークを越えたタイミングで，1分間聴取します。現在では，多くの施設で分娩の進行とともに分娩時胎児心拍数モニタリングを持続的に装着することが多く，特に分娩第2期では，分娩監視装置の装着により陣痛と胎児心拍を把握できるようにしています。

●胎児の徐脈

　胎児の徐脈には，早発性徐脈，遅発性徐脈，変動性徐脈，遷延性徐脈があります。早発性徐脈とは，子宮収縮に伴って胎児心拍が減少し回復する徐脈で，児頭の圧迫による頭蓋内圧亢進が原因とされています。遅発性徐脈も，子宮収縮に伴って胎児心拍が減少し回復しますが，早発性徐脈と異なり徐脈の最も低い箇所が子宮収縮の最も強い箇所より遅れている場合をいいます。変動性徐脈は，子宮収縮に関係なく生じ，臍帯圧迫が原因と考えられますので，体位変換などで徐脈の回復を確認します。遷延性徐脈は徐脈が2分以上持続する場合をいいます。徐脈のなかでも胎児の低酸素症が疑われるのは遅発性と遷延性徐脈で，注意が必要です（図7）。

4　3つの要素と分娩進行のアセスメント

　実習先では，分娩進行のアセスメントに，医師，助産師，看護師が共通して使用できる経過観察記録として「パルトグラム」という表を用います。この表には，陣痛情報，子宮頸管開大・破水・胎児情報，母体のニーズ，アセスメント，ケアの実際が記録されます。

図7　分娩監視装置による胎児心拍数

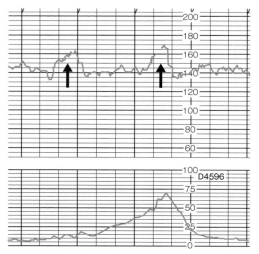
a. 一過性頻脈の例：良好な状態

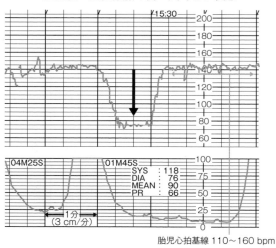
b. 遅発性一過性徐脈の例：良くない状態

胎児心拍基線 110～160 bpm

陣痛の時間の見方：目盛り3cmで1分です。この図の
陣痛は，発作40秒，間欠2分程度となります。

5 分娩期におけるポイント

分娩第1期から第4期を通して必要なケアは，以下となります。

①産婦と胎児の健康を定時的に観察し，正常経過を維持できるようなケアの提供

②産婦の基本的なニーズを満たし，苦痛を軽減するケアの提供

③産婦の不安や恐怖心に寄り添い，共感的な態度でかかわる

④陣痛室や分娩室の環境（空調，寝具，照明，音など）や人的な環境（医療者，家族など）が産婦にとって心地よいものであるように整える

分娩各期のアセスメントとケア

分娩期では，第1期から第4期のそれぞれの特徴を踏まえたアセスメントとケアが必要となります。

1 分娩第1期の特徴とアセスメントポイント

受け持ち産婦の分娩第1期の事例を紹介します。

【事例紹介】分娩第1期の受け持ち産婦Aさん

　初産婦32歳のAさんは，妊娠38週4日。前日の22時頃から10分おきの規則的な陣痛があり，夜間も陣痛は収まらなかったため，病院に電話をし，早朝4時頃に夫付き添いのもと入院した。かねてからバースプランで分娩第1期からの夫立ち合いを希望しているAさんは，陣痛のため熟睡はできていない。入院時のバイタルサインは正常範囲で，未破水。分娩監視装置を装着し，児の心拍数基線140 bpm，一過性頻脈を認め，一過性徐脈はない。入院時の診察所見は子宮頸管開大3 cm，子宮頸部の展退60％で，硬度は軟らかく，児頭下降度はステーション-1。陣痛間欠時には夫とともに談笑したり，朝食を摂れているが，陣痛発作時は無言で痛そうな表情を浮かべている。夫は背中をさすったり一緒に呼吸法を試したりしている。

分娩開始から娩出までの所要時間とフリードマン曲線

初産婦の場合，分娩第1期は平均約12時間かかり，経産婦はその半分くらいの時間です（表2）。初産婦とは初めて分娩する女性，経産婦とはすでに妊娠22週以降の分娩経験をもつ女性と定義されています。

フリードマン曲線とは，初産婦・経産婦別に分娩開始からの時間と子宮頸管の開大度，児頭下降度の関係について標準化したものです。潜伏期・加速期・極期・減速期の4期に分類されます。

近年，日本では図8のような分娩曲線の使用が推奨されています。フリードマン曲線では，3〜4cmの頸管拡張ですでに活動期とされていましたが，初産婦も経産婦も子宮頸管が5cm開大までは緩やかに進行することがわかりました。その後，子宮頸管開大が6cm以降になると急速に開大が進みます。初産婦では，5cm開大までの潜伏期はおよそ7〜8時間，その後活動期に入り6cmまでの開大が3〜4時間，6cm以降は活動期における極期に入り，3時間程度で一気に10cmの全開大まで進みます。経産婦の場合は，5cm開大まで5時間程度で緩やかに進み，その後活動期として6cmから2時間程度で急速に10cmまで開大します。

この曲線を使って，子宮頸管の開大，児頭の下降，陣痛などを総合的にみて，分娩までの時間の予測などアセスメントします。分娩第1期の潜伏期では陣痛間隔はそれほど短いわけではないため，陣痛間欠時には歩いたり，食事をしたりと余裕があります。

分娩の3要素は正常から逸脱していないか？

●子宮頸管（子宮口）の開大と児頭の下降・回旋は順調か？

医師や助産師による診察，胎児の心拍音の位置の下降によって確認できます。分娩進行による胎児心音の聴取部位が恥骨上あたりまで下降してくることで，進行が判断できます。また，ビショップスコアを用いて子宮頸管の開大や成熟を内診し，分娩の進行を判断します。ビショップスコアとは表3の5項目を点数化したもので，高得点ほど分娩が進行している

表2 初産婦・経産婦の分娩所要時間

	第1期	第2期	第3期	合計
初産婦	10〜12時間	1〜2時間	15〜30分	11〜15時間
経産婦	5〜6時間	30分〜1時間	10〜20分	6〜8時間

（森恵美他：系統看護学講座 専門分野母性看護学2母性看護学各論，第14版，p.198，医学書院，2021.）

図8 日本における初産婦および経産婦の自然分娩

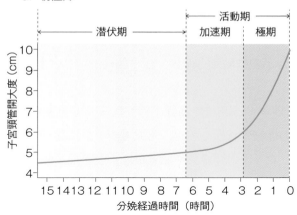

a. 初産婦

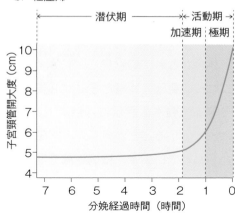

b. 経産婦

(Shindo R, Aoki S, Misumi T, et al : Spontaneous labor curve based on a retrospective multi-center study in Japan. J Obstet Gynaecol Res, 47 (12): 4263-4269, 2021.)

表3 ビショップスコア

	0点	1点	2点	3点
子宮頸管開大度（cm）	0	1〜2	3〜4	5〜
子宮頸管展退度（%）	0〜30	40〜50	60〜70	80〜
児頭先進部高さ（下降度）	− 3	− 2	− 1〜	＋1
子宮頸部の硬さ	硬い	中	軟らかい	
子宮頸管（子宮口）の位置	後方	中央	前方	

ことを示します。初産婦では 9 点以上，経産婦は 7 点以上で成熟と判断します。

　また，子宮頸管の開大や展退に伴って，子宮口付近の卵膜が子宮壁から剝離します。この際に少量の出血を伴うことがあります。これは産徴やおしるしとよばれています。

●陣痛周期は子宮開大に適した有効なものか？――陣痛の見方

　分娩陣痛は，子宮の収縮する時期（陣痛発作）と休止している時期（陣痛間欠）があります。陣痛発作時間と陣痛間欠時間の合計が，陣痛周期となります。

　分娩監視装置の装着によって，外側法で図9 のような曲線が確認できます。陣痛発作時間と間欠時間によって適切な陣痛かアセスメントします。

　陣痛発作時には痛みを感じますが，間欠時には痛みは消失します。分娩が進行すると，陣痛の周期も短くなり，胎児の下降によって会陰や骨盤が圧迫されるので陣痛間欠時でも痛み

が加わるようになります。

　子宮収縮の痛みのことを「陣痛」とよびますが，分娩が進行して腰部や大腿部や肛門・会陰などに痛みが加わる場合の痛みは「産痛」といいます。初めからずっと痛いわけではなく，痛みの場所や強さに変化が起きます。陣痛の妨げになるのは，適切な食事や水分，睡眠や休息がとれていないことによる体力消耗，不安や緊張，産痛，便や尿の貯留などがあり，これらの要因の観察と援助が必要となります。

　陣痛の強さの評価には目安（表4）があります。過強陣痛は不適切な子宮収縮薬などによって生じることが多く，子宮破裂や胎児の低酸素状態を招き，胎児機能不全になりやすいといわれています。微弱陣痛では分娩遷延となり，母体疲労や胎児機能不全を招くといわれています。したがって有効な陣痛かどうかの評価が重要となります。

図9　陣痛の強さと周期

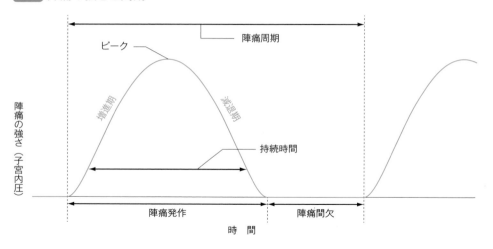

表4　陣痛周期による陣痛の強さの評価

子宮頸管開大	4~6 cm	7~8 cm	9~10 cm
平均的な時間	3分	2分30秒	2分
過強	1分30秒以内	1分以内	1分以内
微弱	6分30秒以上	6分以上	4分以内

（森恵美他：系統看護学講座 専門分野 母性看護学2 母性看護学各論，第14版，p.187，医学書院，2021．を一部改変）

COLUMN

分娩第1期の受け持ちが決まった学生の, 産婦さんへの挨拶のタイミング

　初産婦であれば，10分おきの余裕があるときから受け持ちの挨拶ができればよいのですが，通常，受け持ちが決まるのは，もう少し進んでいることが多いでしょう。5分おきくらいに陣痛がきているような場合，実習指導者が挨拶に連れて行ってくれても，学生は挨拶するタイミングがわからないことがあります。そのようなときは，慌てず実習指導者にタイミングを聞きましょう。また，陣痛は間欠といって痛くない時間があります。初産婦では，間欠の間でも不安が強かったり痛がったりすることがありますが，学生の声はしっかり聴きとってもらえますので，タイミングを見計らって，きちんと挨拶しましょう。

COLUMN

分娩第1期の実習の概要

　分娩第1期の潜伏期では，比較的産婦も基本的ニーズは自分でコントロールできるでしょう。しかし，分娩曲線における加速期や極期に入ると陣痛と産痛が強くなり，周囲への配慮はもとより，自分自身の言動のコントロールもできなくなります。3〜5分おきに来る陣痛の間欠の際にも，まったく余裕がなくなります。痛みは肛門周辺に限局されてくるため，「便が出そう」「いきみたい」と言うようになり，立ち会っているパートナーも落ち着かなくなります。

　受け持ち学生は，言葉かけとともに基本的ニーズ，安楽の看護を考えましょう。汗が出ていたらふき取る，安楽できる温度や湿度，におい等の環境の提供，うちわなどで仰ぐ，冷たい水分を口に含ませる，一緒に呼吸法やリラクゼーションを行う，産痛緩和のケアを試してみる，などです。

●胎児の健康状態

陣痛とともに，胎児の心拍が正常を逸脱していないか，分娩監視装置の波形を定期的に確認します。

●産痛の部位の確認

産痛の部位は，子宮口の開大や児頭の位置の変化など，分娩進行とともに変化します。分娩第1期（潜伏期）では生理痛のような痛みが下腹部や腰のあたりを中心に生じてきます。加速期になってくると痛みの場所も腰から肛門周辺や下腹部に限局されてきます。極期では外陰・肛門・大腿部に集中することになります。

2 分娩第1期のケア

■ 産痛に対するケア

分娩第1期の産痛の部位を確認し，陣痛発作時に手のひら全体を使ってマッサージしたり圧迫したりすると，痛みが緩和されるといわれています。産婦の要望に応じてマッサージの部位・強さを調整しましょう。産婦が自分でできない背部や腰部を立ち合い者や看護師がマッサージするとよいでしょう（図10）。

図10 分娩時のマッサージ法

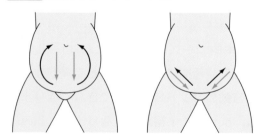

腹部のマッサージ

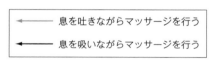

← 息を吐きながらマッサージを行う
← 息を吸いながらマッサージを行う

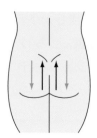
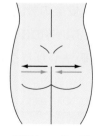

殿部のマッサージ

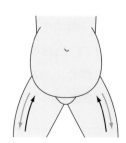

下腿のマッサージ
脚の曲げ伸ばしも行う

COLUMN

分娩第1期の経産婦の受け持ち（初産婦との違い）

　経産婦の場合は，過去の陣痛の経験もあるため，比較的間欠時には余裕があるので，落ち着いてご挨拶できるでしょう。しかし，分娩第1期は進行が早いため，さっきまで余裕でおしゃべりできていたと思っても，数回の強い陣痛でぐっと進むことがあります。児頭の下降とともに子宮口開大も急速に進み分娩に至ることも多く，助産師や看護師が分娩室移送に大慌てになることがあります。その場合は，邪魔にならないような場所に移動しましょう。分娩室で素早く分娩の準備をする助産師，生まれた新生児を受け取る準備をする看護師，産婦や夫への声かけ，医師への連絡など短時間で実施されますので，どのように医療者が対応しているか冷静に見学しましょう。

COLUMN

分娩第1期に生じる緊急事態：緊急帝王切開の例

　日本の一般病院における帝王切開術の割合は年々増加しており，25％を上回っています[1]。帝王切開術には経腟分娩の経過中に問題が生じることで行われる緊急帝王切開術があります。緊急帝王切開術は，「超緊急」「緊急」「準緊急」など緊急度によって実施の目標時間の設定がされています。

　超緊急（グレードA）の場合，30分よりも早い娩出が望まれるとされています。他の要件を一切考慮することなくただちに手術を開始し，一刻も早い児の娩出をはかります[2]。

　医療サイドでは，早く安全に行うために，産婦人科医師が宣言すると同時にチームのメンバーが緊急性を理解できるよう事前に言語の標準化をしておくとともに，産婦人科医，産科看護師，手術室看護師，麻酔科医などかかわる各職種の役割と連携の取り決めをしておくことになります。このように緊急性の高い場合，当事者の産婦や家族は，自分がイメージしていた出産と異なるために否定的感情が強くなり，受容することが難しくなります。また，恐怖感や不安も強くなります。医療ス

タッフには，このような場合でも十分な説明と同意を得るための努力が求められます。看護職の重要な役割は，産婦や家族が，緊急に帝王切開を必要とすることを理解できているのかの確認です。あらためて術後にも医療者から分娩の経緯と母児の健康状態の説明をします。また，心理的な対策として早期にバースレビュー（p.80参照）を行います。

▍呼吸法

産痛への注意を呼吸に集中させ，間欠時にはゆったりした呼吸にすることで，産痛や緊張を緩和することができます。とくに加速期から極期になると，陣痛発作時には「いきみたい」という努責感が強くなるために，呼吸を止めてしまいがちになります。子宮口が全開大していないうちの努責は頸管の裂傷を生じる危険性があるため，なるべく「ふぅ～」と吐くことに注意を向けられるように声かけをしましょう。陣痛間欠時には，リラックスした呼吸に戻します。

▍体位の工夫

潜伏期では発作時以外はなるべく産婦がリラックスできる自由な姿勢を勧めましょう。立位をとったり，バランスボールやアクティブチェアなどを使用し座位で過ごしたりすることで，胎児の下降も進みます。加速期になるとどのような体位でも産痛を訴えますが，できるだけ産婦の希望する体位で過ごせるように声をかけましょう。テニスボールなどを用いて産痛の箇所や肛門を圧迫することも，産痛緩和に効果的です。

▍環境整備など基本的ニーズへのケア

陣痛の進行に伴い，発汗や分泌物も多くなってきます。適宜，換気や空調調整を確認しましょう。

基本的ニーズは，分娩第1期の潜伏期の時期ではセルフケアが可能です。しかし，子宮頸管の開大が進み，4～5分の周期で陣痛がくるようになる加速期になると，自分ではケアできなくなり，自尊感情も消失しがちです。この時期は，看護師が自尊感情を損なわないように，産婦をほめながら，できていないところをサポートする必要があります。例えば，清潔が保てるように着替えや清拭，パット交換などを行う，換気や空調を整える，水分補給を手伝う，マッサージを行うなどのサポートをします。

3 | 分娩第2期のアセスメントとケア

【事例紹介】Aさんの分娩第2期・第3期の様子

　Aさんは午前8時50分に子宮頸管全開大となり，破水が生じたために，分娩室に移動した。陣痛は2分おきで，何回かの誘導で陣痛発作に伴って自然に効果的に努責をかけることができるようになった。排臨の段階で会陰裂傷の可能性があるため，医師より会陰切開術の説明を受け実施となり，その後，午前9時32分に経腟分娩となった。出生時のアプガースコアは1分後8点，5分後9点。胎盤の娩出は5分後でシュルツェ方式。胎盤や卵膜の欠損はなし。分娩所要時間11時間37分で，分娩時出血240g。

　分娩第2期は初産婦では1〜2時間，経産婦では30分〜1時間が予想されます。陣痛の痛みと肛門や会陰の圧迫感でいきみを逃すことがつらい分娩第1期と異なり，陣痛にあわせていきむことができるようになり，児の誕生の見通しが立つことで言動が前向きになります。医師や助産師・看護師の声かけにも冷静に対処できるようになります。

　この時期では，陣痛発作による胎児の下降や回旋の異常の有無，胎児心拍数曲線の徐脈の確認，破水の確認，異常出血の有無など，経腟分娩が安全に進行しているかアセスメントする必要があります。

▋ 胎児の健康状態

●胎児の回旋・下降は順調か？

　回旋と下降が順調に進み，陣痛発作時には児頭が会陰部から見え隠れするようになり（排臨），その後，陣痛間欠時でも児頭が見えている状況になります（発露）（図11）。

●持続的胎児心拍数モニタリングによる観察

　分娩第2期では持続的にモニタリングを行い，心拍数基線の確認，徐脈の出現による胎児の低酸素症の早期発見に努めます。そして，胎児心拍数の下降，破水後の羊水混濁など，胎児機能不全の徴候がみられた場合，分娩後の児の状態を判断するために臍帯動脈血の血液ガス検査（臍帯動脈血pH：UApH）を実施することもあります。

▋ 児頭娩出における会陰切開

　排臨になったころ，産道である会陰部は大変薄く弱い状況です。初産婦の場合，伸展性が十分でなく裂傷を起こしてしまうことを避けるため，また胎児の状態によってストレスなく急速な娩出が必要な場合などに「会陰切開」をすることがあります。

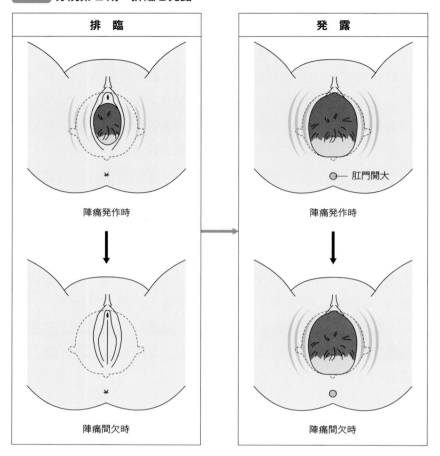

図11 分娩第2期：排臨と発露

排　臨	発　露
陣痛発作時	陣痛発作時（肛門開大）
陣痛間欠時	陣痛間欠時

　会陰切開の適応は，①会陰の伸展性に乏しい場合，②低出生体重児，③胎盤機能不全を認める場合，④吸引分娩など急速な分娩を必要とする場合です。会陰切開には，正中切開法，正中側切開法があります。

■▌ 児の娩出に効果的な陣痛と腹圧があるか？

　陣痛発作に伴い効果的にいきみや腹圧がかけられればよいのですが，痛みのために呼吸が整わないなど，パニックになってしまうこともあります。その場合には，効果的に腹圧がかかるように助産師等が呼吸などの誘導をします。骨盤誘導線に沿って背中を丸くし，臍をのぞき込むような姿勢でのいきみ（努責）を指導します。間欠時には深呼吸し休息をとります。

分娩第 2 期のケア

分娩第 2 期には，分娩を直接担当する助産師と，分娩の補助的役割と出生後の新生児のケアを担当する看護職（間接介助者）が，それぞれ役割を担っています。

助産師・看護師は，産婦を分娩台に誘導し，安全に分娩の体位がとれるように介助します。分娩体位は，施設での分娩の場合，砕石位の姿勢となるために陣痛間欠時の時間を使って姿勢の説明をし，露出を最小限にしながら清潔なシーツで覆う準備を進めます。その間にも陣痛の発作や間欠を観察しながら声かけをします。陣痛や腹圧による児頭圧迫などで胎児へのストレスもかかるため，胎児心拍数モニタリングも注意深くしていきます。助産師は，滅菌ガウン・滅菌手袋を着用し産婦の股間の前に立ち，清潔な操作のもと児の回旋及び下降の確認，排臨・発露，児の娩出を助けます。その間，間接介助者は，必要な物品の確保，新生児ケアの準備をしながら，産婦のいきみのサポートや水分補給，発汗の清拭，立ち合い者への声かけなども行います。

産婦の心理

分娩第 2 期では，全力で努責をかけるために呼吸の誘導にうまくついていけなかったり，いきみ方がうまくいかなかったりすると，自尊感情の喪失につながります。いきむことによって排便がみられることもあり，また，実際には排便をしていなかったとしても，「便が出てしまった」と恥ずかしく感じる産婦もいます。そのような場合，看護師はまずできていることをほめて，その後にできていないところについてやさしい口調で誘導します。この時期の産婦の注意は周囲にも向けられています。何気ない一言や行動が産婦にとって忘れがたい記憶になることもありますので，医療者はとくに気をつける必要があります。

分娩第 2 期の異常と医療措置（鉗子分娩・吸引分娩）とケア

分娩第 2 期で遷延したり分娩停止や胎児の機能不全が生じた場合，急速に胎児の娩出が必要となる場合があります。その際に児頭の娩出を補助するために，吸引分娩や鉗子分娩を行うことがあります（図 12）。

鉗子分娩とは，図 12 の b にあるような金属製の鉗子を腟内に挿入して児頭をはさみそのまま牽引して娩出させる方法です。鉗子は金属製のため母児への損傷の可能性があり，手技も難しいとされているため，実施する施設は少なくなっています。

吸引分娩とは，児頭の位置や回旋を確認し，吸引カップ（図 13）を腟内に挿入して吸着面を児頭に圧力をかけて吸着し，そのまま吸引して児頭の娩出を助ける方法です。比較的，母児への損傷が少ないといわれていますが，場合によっては母児への損傷が生じるため注意

図12 吸引分娩と鉗子分娩

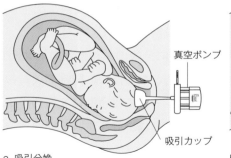

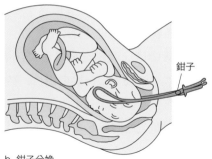

真空ポンプ

吸引カップ

鉗子

a. 吸引分娩
吸引カップを児頭に装着し，真空
ポンプで陰圧をかけて娩出させる

b. 鉗子分娩
鉗子のへら状の部分を1本ずつ挿入して
児頭を握持し，牽引して娩出させる

図13 吸引カップ

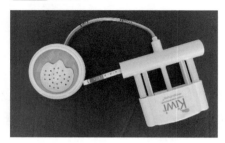

が必要です。とくに吸引圧の確認，吸引時間，吸引回数のカウントを慎重に行う必要があります。迅速に児頭の娩出を促すために会陰切開も必要となります。

4 分娩第3期のアセスメントとケア

分娩第3期の所要時間は初産婦も経産婦も30分以内です。児の娩出から子宮収縮が短時間で生じて子宮壁から胎盤が剝離し，胎盤が娩出されます。この胎盤娩出の際に弛緩出血など重篤な異常が起こることもあるため，注意が必要です。

胎盤の剝離と娩出のアセスメント

●後陣痛がみられるか

児の娩出後には，子宮は著しく収縮し，子宮の内腔が狭くなります。児の娩出後の子宮収縮を後陣痛とよび，この収縮によって胎盤付着部が子宮壁より剝離することになります。

●胎盤剝離徴候がみられるか

剝離徴候は主に以下の方法で確認します。

- アールフェルド徴候：胎児娩出直後に会陰に接していた臍帯が陰裂から10〜15 cm程度下降してくる
- キュストナー徴候：恥骨結合直上部を押さえると臍帯が少し排出される
- シュレーダー徴候：子宮が右に傾き固くなり子宮底が臍上3横指くらいまで上昇する
- ストラスマン徴候：片手で臍帯を持ち，他方の手で子宮底を軽くたたいた場合，胎盤が剝離していると臍帯を持つ手には振動が伝わらない
- ミクリッツ・ラデッキー徴候：胎盤が剝離してくると便意を感じるようになる

●胎盤の娩出の様式の確認

胎盤の娩出の様式には，胎児面から娩出されるシュルツェ様式と，母体面から娩出されるダンカン様式，胎盤が母体面と胎児面から娩出される混合様式に分類されます。シュルツェ様式は胎盤の中心からの剝離で，ダンカン様式は胎盤の辺縁から剝離が生じるため，ダンカン様式のほうが胎盤娩出時の出血が多くなると予測されます。

●胎盤や卵膜は完全に娩出したか，遺残はないか？

遺残があると子宮収縮不良になり出血の原因となることから，必ず遺残を確認します。

胎盤・卵膜・臍帯の観察とアセスメント

胎盤や卵膜，臍帯の観察により，胎児の子宮内環境や感染の有無などが把握できます。例えば，胎盤に梗塞や石灰化がある場合は胎盤機能の低下を予測でき，卵膜などの黄染があれ

ば感染が疑われます。臍帯の長さや付着部位では，母体との血液循環の状況が予測できます。

産婦の全身状態と子宮復古のアセスメント

バイタルサインは正常から逸脱していないか，子宮収縮は良好か，異常な出血はないかを確認します。

出血の確認とショックインデックス

分娩期の出血量は分娩第1期から第4期までの総出血量をいいます。シーツやガーゼに付着した出血も必ず測定して正確な出血量を算出します。総出血量が500mLを超えるものは分娩時異常出血と定義されています。出血が少なくても，腹腔内の出血や後腹膜での出血などを生じている危険性があります。このような場合，バイタルサインの測定で予測をします。頻脈，血圧低下，乏尿，気分不快などを確認し，疑わしい場合，ショックインデックス（SI＝心拍数÷収縮期血圧）を算出して早急に対応を検討します。ショックインデックス1.0以上のときは出血量の予測は1,500mL，1.5以上のときは出血量の予測は2,500mLとなります[3]。

分娩第3期の代表的な異常出血
●弛緩出血

胎盤剝離面の血管が子宮筋の収縮によって止血されないことで生じます。早期発見と予防のため，分娩終了まで子宮収縮と出血の観察を行います。子宮収縮状態を腹壁から観察すると軟らかく持続的な出血量が見られる場合，早急に医師に報告し，出血性ショックのアセスメントをします。

弛緩出血の原因となる胎盤や卵膜の遺残の有無，出血に対する輸液，膀胱充満の予防等，対策を早急にとります。輪状マッサージを行うことで，まず子宮収縮を促します。同時に，家族の不安への対策も配慮が必要となります。
●腟壁裂傷・会陰裂傷・頸管裂傷による出血

急速な分娩や，巨大児等により裂傷を伴う場合に，異常出血となる場合があります。
●母体面から娩出される胎盤娩出様式による出血

胎盤が母体面から娩出されるダンカン様式の場合，母体面から胎盤が剝離することで胎盤後血腫を流出しながら娩出となるため，出血が多くなることが予測されます。

COLUMN

産科危機的出血の対応

　分娩時や分娩後の大量出血は，産科的死亡の主要原因の1つとなっています。産科出血は，一般の手術での出血と比較すると驚くほど急激に全身状態の悪化を招き，産科DICを併発しやすいといわれています。ガイドライン「産科危機的出血への対応指針2022」（https://www.jsog.or.jp/activity/pdf/shusanki_taioushishin2022.pdf）を確認しておきましょう。実習では，さっきまで正常であった産婦が急に血圧低下・心拍数が増加し，スタッフが救急カートを準備したり輸血の準備をするなど，緊迫感の強い場面に遭遇することがあるかもしれません。産婦本人も立ち会っていた家族も不安になりますので，医療者の冷静で素早い対応が重要となります。

5　分娩第4期のアセスメントとケア

【事例紹介】Aさんの分娩第4期の様子
　会陰切開術の箇所を数針縫合した。子宮収縮は硬度良好である。出生後，新生児の異常がないことからAさんのバースプランにあった「早期母子接触」が夫とともに実施された。分娩直後，1時間後の出血量は少量，バイタルサインは正常範囲，子宮の収縮も問題なく，「少し収縮するような鈍い痛みがあります」と発言があった。
　分娩後2時間，体温：37.1℃，脈拍：85回，血圧：122/68 mmHg。子宮底臍下1横指，硬度良好。悪露35gで持続的な出血もなく，尿意を訴えたため病室に帰える前にトイレ歩行を試みた。「少ししみる感じがしましたが尿が出ました」との発言があった。

　特に裂傷や胎盤の遺残など異常がない場合，仰臥位に体勢を戻して母児の面会となります。会陰切開術後や裂傷がある場合は，縫合処置があります。痛みを伴う処置のため，適宜声かけをしますが，母児との面会が可能な場合は十分な観察のもとで面会を実施します。

▌ 分娩後の全身観察の重要性

　基本的には，事例のように問題なく経過した場合は胎盤娩出直後，縫合術終了時（分娩後1時間後），分娩後2時間に悪露の排出や出血の状況，排尿，バイタルサインを確認します。

- 子宮収縮と出血の確認をします。また，会陰切開や腟壁などの裂傷の処置後の血腫にも注意します。
- バイタルサインの観察で，分娩のエネルギー消費のために一時的に37℃程度に体温が上昇することがあります。脈拍・血圧は直後，1時間後，2時間後に測定をします。頻脈で血圧が低下している場合はショックインデックスを意識して頻回に測定をする必要があります。
- 子宮収縮に影響する要因として，尿の貯留があります。最終排尿の時間を把握し，膀胱の充満感が観察される場合は排尿を促します。この場合，自然排尿を優先します。

▌ 分娩直後の早期母子接触

　早期母子接触（early skin-to-skin contact：SSC）とは，分娩直後に母児が直接肌を触れ合わせることです。これは，母児の絆形成や母乳育児への効果，新生児においては心拍や呼吸，体温の安定に効果があるとされています。

　早期母子接触によって，新生児と母親の間で愛着が形成されます。これは，一方向性の絆と異なり，児と母親の相互作用によって形成されます。愛着は相互の満足した体験を通して形成されるために，母親が苦痛を感じていたり，気分が不安定な場合には，児との愛着形成が阻害されることもあります。そのため，早期母子接触の実施前には，産婦の分娩に対する気持ちを聞き取る（分娩体験の統合または分娩の振り返り）こと，疲労状態の確認，児を把持することへの希望を確認する必要があります。また，新生児では胎児循環から生後の循環への移行により呼吸や循環が不安定になるため，慎重に観察する必要があります。早期母子接触は効果があることは明らかですが，実施できるかどうか確認する必要があります（表5）。

▌ バースレビュー

　分娩体験の統合・分娩の振り返り（バースレビュー）とは，母親になる適応過程として通常分娩後24〜48時間において自分の体験を人に話すことで自分の出産や児の誕生を現実のものとして受け入れることであり，ルービン（Reva Rubin）の提唱した受容期に該当します。自分の体験を冷静に分析し受け入れることで次の段階に進めるといわれています。

表5 早期母子接触実施の目安

	早期母子接触実施のめやす
母親側	本人が早期母子接触を実施する意思がある
	バイタルサインが安定している
	疲労困憊していない
	医師・助産師が適切と判断している
新生児	分娩経過で胎児機能不全を起こしていない
	1分・5分のアプガースコアが8点以上
	正産期で出生
	低出生体重児ではない
	医師・助産師・看護師が適切と判断している

（大平光子，佐々木くみ子，井上尚美他編：看護学テキスト NiCE 母性看護学Ⅱマタニティサイクル，改訂第3版，母と子そして家族へのよりよい看護実践，p.185，南江堂，2022. を参考に作成）

COLUMN

腟・会陰血腫

　血腫とは，血管が破綻して生じるものですが，分娩時の血腫は部位によって腟血腫，会陰血腫とよばれます。分娩が終了し安心しているさなかに，激しく疼痛を訴えることがあります。血腫は視覚的にはわかりにくい場合もありますが，後陣痛とは明らかに異なる痛みを訴えます。血腫の大きさによっては出血性ショックを起こすこともあります。出産後，産婦が子宮の収縮痛とは異なる痛みを訴えている場合は，痛みの場所，程度や変化，外陰部の視診と触診で血腫の有無を確認します。また腟血腫が疑われる場合には，医師の診察を依頼します。

　産婦は，出産が終わり安心しているところに予想外の激しい痛みが生じて不安や恐怖を感じるため，血腫についての説明や治療について丁寧に説明する必要があります。また，血腫の治療のため，母子の面会や早期接触が遅れることがあります。母子の健康状態に応じた母子接触の機会を検討することが必要となります。

■ 早期離床にむけての観察とケア

　事例のように正常経過をたどった産婦の2時間後は，子宮収縮促進と血栓予防，基本的ニーズのセルフケア回復のために早期離床を進めます。分娩室から産褥期数日を過ごす病室への移動は，歩行を試みます。歩行の際には，看護職もしくは夫がつきそって転倒防止に努めることが大切です。長時間の陣痛や分娩の疲労があり転倒する可能性がある場合は車いすでの帰室となります。帰室は，自然排尿を促す良い機会です。プライバシーに配慮しながらも転倒を予防するために，看護師はトイレのドア近くで必ずサポートできる体制をとっておきましょう。

引用文献

1) 大平光子，佐々木くみ子，井上尚美他編：看護学テキスト NiCE 母性看護学Ⅱ マタニティサイクル，改訂第3版，母と子そして家族へのよりよい看護実践，p.340，南江堂，2022.
2) 大高麻衣子，山田真紀子，日野原宏他：超緊急帝王切開とは？ 麻酔科医が知っておくべき最低限の知識，日本臨床麻酔学会誌，4（1）：66-72, 2021.
3) 日本産科婦人科学会，日本産婦人科医会，日本周産期・新生児医学会他：産科危機的出血への対応指針2022. https://www.jsog.or.jp/activity/pdf/shusanki_taioushishin2022.pdf（2023年7月7日）

参考文献

・森恵美他：系統看護学講座 専門分野母性看護学2 母性看護学各論，第14版，医学書院，2021.
・大平光子，佐々木くみ子，井上尚美他編：看護学テキスト NiCE 母性看護学Ⅱ マタニティサイクル，改訂第3版，母と子そして家族へのよりよい看護実践，南江堂，2022.
・茅島江子，村井文江，細坂泰子編：看護判断のための気づきとアセスメント 母性看護，中央法規出版，2022.
・葛西路：微弱陣痛，過強陣痛/頻収縮，産科と婦人科，90（増刊号）：120-125, 2023.

第3章 産褥期のアセスメントとケア技術

　妊娠・分娩に伴って生じた母体の生理的変化が，分娩終了後から非妊時の状態に回復するまでの産後 6～8 週間のことを産褥期といい，産褥期の女性を褥婦といいます。妊娠中に生じた変化が妊娠前の状態に戻る変化を退行性変化といい，妊娠中に増大した子宮が，分娩後に妊娠前の状態に戻るまでの退行性変化を子宮復古といいます。また，乳腺に起こる乳汁分泌活動のことを，産褥期の進行性変化といいます。

　産褥期は，子宮をはじめとする全身の急激な変化を伴うと同時に，育児技術の獲得や母親役割の遂行，家族役割の再調整などを行う重要な時期です。よって，まずは母親の生理的ニーズを満たしながら身体の回復を促し，授乳などの育児に気持ちが向くことで積極的に育児技術の習得ができ，母親役割を果たす自信を形成できるように，支援する必要があります。褥婦だけでなく，退院後一緒に育児をするパートナーや上の子などの家族が新しい家族役割に円滑に適応できるよう，かかわる必要があります。

　産褥期の看護目標は，産褥期に起こる身体的・心理的・社会的な変化に対して，対象のエンパワメント強化とセルフケア能力を向上させ，健康で育児を行えるように支援することです。そのために，産褥期の生理的変化の範囲内か，あるいは正常から逸脱しているかといった現状と，今後起こりうる可能性のある異常を予測するアセスメントが重要です（表 1）。

表 1　産褥期のアセスメントの視点

退行性変化	・産褥日数に応じた順調な経過であるか ・退行性変化に影響を及ぼす因子はどうか ・退行性変化を促進するためのセルフケア能力はどうか
母乳育児	・希望する授乳方法はどのようなものか ・産褥日数に応じた順調な進行性変化をたどっているか ・授乳に関連する新生児の状態はどうか　・授乳の手技はどうか ・希望する授乳方法に影響を及ぼす因子はどうか ・希望する授乳を行うセルフケア能力はどうか

（次頁につづく）

表 1 産褥期のアセスメントの視点 (つづき)

親役割の獲得	・産後の心理過程はどうか ・児へのボンディングは順調に形成されているか ・母親の育児行動はどうか　・母親役割獲得に影響する因子はどうか
退院後の生活調整	・母親と児に対する家族の受け入れはどうか ・家族内で役割分担の調整はできているか ・サポートシステムは整えられているか

退行性変化のアセスメント

　退行性変化に影響する全身状態のアセスメントのポイントを表 2 に示します。特に注意すべき疾患・症状については,「深部静脈血栓症 (DVT) と肺血栓塞栓症 (PTE)」(p.86),「分娩後異常出血」(p.86),「下部尿路症状」(p.87) の各 COLUMN を参照してください。

表 2 退行性変化のアセスメント①全身状態

情報収集			アセスメントの視点
バイタルサインなど	意識レベル	痛み刺激	・痛み刺激がなくても反応があるか
		開眼	・開眼できるか
		高度意識障害	・高度意識障害はないか
	体温	発熱	・分娩後 24 時間までは 37.5℃未満, 24 時間以降は 37.0℃未満か
	呼吸	回数	・呼吸回数は 10〜20 回/分か
		呼吸音	・左右差または減弱がないか
		副雑音	・吸気時に「ゼーゼー」という上気道狭窄音 (ストライダー), 吸気・呼気時に「ヒューヒュー・ピーピー」という下気道狭窄音 (ウィーズ), 吸気・呼気の両方で「ブツブツ・ボコボコ」いう水泡音 (コースクラックル) が聞こえないか
		異常呼吸	・異常呼吸はないか
		呼吸苦	・呼吸苦はないか
	SpO_2	SpO_2	・95% 以上が保てているか
	脈拍	回数	・100 回/分未満か ・脈拍が収縮期血圧を下回っているか ・60 回/分未満の徐脈＋低血圧が生じていないか

(次頁につづく)

表2 退行性変化のアセスメント①全身状態（つづき）

		情報収集	アセスメントの視点
バイタルサインなど	脈拍	リズム	• リズムが一定か
		強さ	• 橈骨動脈が強く触知できるか
	血圧	上昇	• 収縮期血圧 140 mmHg 未満かつ拡張期血圧 90 mmHg 未満か
		下降	• 収縮期血圧が脈拍より高いか • 収縮期血圧が 90 mmHg 以上か • 平時より 25%以上の血圧低下はないか
皮膚	皮膚	色・温度	• 蒼白，チアノーゼ，冷感がないか
		発汗・皮膚湿潤	• 発汗，皮膚湿潤がないか
血液	血算	Hb・Ht	• Hb：11.0 g/dL 以上，Ht：33%以上か • Hb，Ht は産褥 5 日以降上昇しているか
		WBC	• WBC が日数に応じた変化または創傷部の状態にあった値であるか
排泄	尿	尿意	• 尿意があるか
		量・回数	• 自然排尿があるか • 尿意がない場合は少なくとも 4 時間ごとに排尿をしているか • 尿量は多すぎず，少なすぎないか
		排尿時異常の有無	• 残尿感，尿意切迫感，頻尿（8 回/日以上），排尿時痛，尿混濁，発熱はないか • 尿意鈍麻，尿閉，尿失禁，残尿感，尿意切迫感などはないか
		検査値	• 産褥 3 日以降，蛋白はないか • 潜血，WBC はないか • 産褥 1 週間以降，尿糖はないか • 尿比重は 1.010～1.025 の範囲内か
	便	初回排便の時期	• 産褥 2 日までに排便があるか • 3 日間以上排便がない日が続いていないか
	体重	変化	• 体重減少は 4～6 kg 程度であるか • 体重が増加していないか
代謝	浮腫	部位・程度	• 上下肢，顔面などに浮腫はないか • 浮腫がある場合，程度はどのくらいか
	栄養	食欲 水分・食事摂取 食事内容	• 食欲はあるか • 水分は 1.5～2.0 L 程度，摂取エネルギーは非妊時＋350 kcal（授乳婦）摂取できているか • 食事内容は褥婦に適切か
活動と休息	活動		• 早期離床は行っているか • 産褥体操は行っているか • 徐々に ADL を拡大しているか
	休息		• 児の生活リズムにあわせて，疲労が取れる程度に睡眠はとれているか
	清潔		• シャワー浴は問題なく行えているか

深部静脈血栓症（DVT）と肺血栓塞栓症（PTE）

◎深部静脈血栓症（DVT）

　DVT が発症しやすい要因としてウィルヒョウ（Virchow）の 3 徴（血液凝固能の亢進，血流の停滞，静脈壁の損傷）があり，妊娠中から産褥期は 3 徴をすべて満たすため，特に左下肢に血栓を発症しやすい。妊娠中から産褥 1 週間までは発症リスクが高く，リスク因子（高齢妊娠，妊娠後半 BMI 27 以上，長期臥床，帝王切開後など）を把握して予防することが重要である。予防方法として，①脱水予防，②早期離床，③弾性ストッキングの装着や間欠的空気圧迫法，④抗凝固療法などがある。特に好発時期は症状を注意して観察し，早期発見に努める。治療は抗凝固療法を行う。

◎肺血栓塞栓症（pulmonary thromboembolism：PTE）

　DVT から血栓が遊離し，肺動脈を閉鎖することで生じる。特に帝王切開の体位変換，排尿・排便，初回歩行時に多く認められる。リスク因子は，長期臥床，妊娠高血圧症候群，肥満，抗リン脂質症候群，常位胎盤早期剝離，血栓症の既往などがある。予防方法は，DVT の予防に加え，症状と血液検査から DVT の評価を行い，問題ないことを確認して初回歩行を実施することである。治療は，抗凝固療法，血栓溶解療法，呼吸循環サポート，カテーテル治療，外科的血栓摘出術などを行う。

分娩後異常出血

　胎盤娩出後から産後 12 週までの異常出血を，分娩後異常出血という。児娩出後 24 時間以内の出血量が経腟分娩で 500 mL，帝王切開で 1,000 mL を越えた場合，異常出血を疑う。子宮筋が良好な収縮をきたさない弛緩出血が最も多い。

下部尿路症状

　下部尿路症状とは頻尿，尿意切迫感，尿失禁，残尿感などの症状のことで，原因として分娩後の膀胱容積増大による膀胱内圧に対する感受性の低下，児頭圧迫による神経障害などがある。リスク因子は，35歳以上，分娩時の膀胱内尿貯留，会陰部の疼痛，鉗子分娩，硬膜外麻酔，分娩第2期の遷延，経腟分娩などである。下部尿路症状は，尿路感染症でも生じる場合がある。多くは一過性で産後数日以内に自然回復するが，分娩後3か月まで生じる場合もある。排尿状況・残尿量の確認と症状にあわせて，骨盤底筋体操，膀胱訓練，水分摂取を促し，疼痛コントロールなどを行う。分娩時には，長時間の膀胱充満を避け，分娩第2期遷延を予防することで発症のリスクを減らすことができる。

1 子宮復古

　産褥期に子宮が妊娠前の状態に戻る現象を「子宮復古」といい，分娩直後より急速に開始されます。胎盤娩出後の子宮収縮の状態は分娩後の出血量に影響し，子宮収縮不良の場合は弛緩出血を起こす場合があります。子宮復古の状態は，①子宮底の高さ，②子宮の硬度，③悪露，④後陣痛の視点から現在の状態をアセスメントし，異常の早期発見を行います。今後の状態を予測するために子宮復古に影響する因子を把握し，個別性を踏まえてアセスメントをすること，正常から逸脱しないように予防的な看護を行うことが重要です（表3）。

■ 子宮底の高さ

　子宮底の高さは，腹壁から触診によって確認し，臍または恥骨結合上縁から指幅で表します。産褥日数に応じて徐々に恥骨結合上縁にまで下降します。産褥10日以降には，小骨盤内に入るため腹壁上から触れなくなり，産褥6〜8週にはほぼ妊娠前の大きさに戻ります。子宮収縮が良好なほど，短期間で下降していきます（表4）。

　子宮底は，直腸の充満や膀胱内尿量100 mLごとに1 cm程度上昇するため，アセスメントの際は排泄状態もあわせて確認し，触診はなるべく排泄後に行うようにします。子宮筋腫がある場合は，子宮底に筋腫が触れたり，子宮復古不全でなくても子宮底が高く触れるこ

表3 退行性変化のアセスメントの視点②子宮復古

		情報収集	アセスメントの視点
子宮復古	子宮	子宮底の高さ	• 子宮底高は日数相当の変化をたどっているか
		子宮底の硬度	• 硬度は硬式テニスボール程度か
		子宮の圧痛	• 圧痛はないか
	悪露	量	• 量は次第に減少しているか
		性状	• 日数に応じた変化をしているか
		凝血塊	• 凝血塊はないか
		臭い	• 悪臭はないか
	後陣痛	発症時期	• 産褥3日までに消失しているか
		疼痛の程度	• 日常生活に支障が出るほどの極度に強い痛みではないか
子宮復古に影響する因子	阻害因子	子宮筋の過度な伸展	• 巨大児，多胎，羊水過多，子宮筋腫，頻産婦であったか
		子宮筋の疲労	• 微弱陣痛，遷延分娩であったか
		分娩時出血量	• 分娩時の出血量が多かったか
		分娩後の子宮収縮状態	• 分娩後の子宮収縮状態が不良であったか
		胎盤・卵膜の遺残	• 子宮内遺残物があるか
		膀胱・直腸の充満	• 尿や便の排出状況は，日数に応じた変化を逸脱しているか
		全身状態	• 子宮内感染，貧血，疲労状態などがあるか
	促進因子	膀胱・直腸の空虚	• 物理的子宮圧迫の除去がされているか
		適度な活動	• 悪露の排泄促進が行えているか
		乳頭刺激と頻度	• オキシトシンの分泌が促進されているか

とがあります。

■ 子宮の硬度

子宮の硬度は，子宮底高の観察時にあわせて，腹壁から触診によって確認します（表5）。

■ 悪露

悪露は，胎盤・卵膜の剝離で生じた子宮内創傷面と産道の創傷面からの分泌物です。悪露の全量は500～1,000gで，そのうちの70%は産褥4日間で排出されます。赤色悪露→褐色悪露→黄色悪露→白色悪露の順番で変化します。産褥2日以降は，産褥パッドに付着している悪露の状態（量の変化と性状）を褥婦に確認します。

表4 子宮復古の変化

産褥日数	子宮底の高さ	子宮の硬度	悪露の性状	悪露の量	後陣痛
分娩直後	臍下2～3横指	硬式テニスボール様	赤色	分娩時出血として，500g以下	あり
分娩後12時間	臍高～臍上1～2横指			分娩後から100g以下	あり
1～2日	臍下1～2横指		赤色～暗赤色	産褥1日目100g以下 産褥2日目50g以下	あり
3日	臍下2～3横指（分娩直後と同高）			40g程度	あり
4日	臍高と恥骨結合上縁の中央		暗赤色～褐色	30g程度	あり
5日	恥骨結合上縁上3横指			20～30g（～6日目）	あり
7～9日	わずかに触れる			20g	なし
10日以降～3週間	全く触れない		褐色～黄色	20g以下	なし
4～6週間			白色		なし

（石村由利子：助産学講座7 助産診断・技術学Ⅱ[2] 分娩期・産褥期第5版，我部山キヨ子，武谷雄二編，pp.294-295，医学書院，2013.，江藤宏美編：助産師基礎教育テキスト2023年版第6巻，産褥期のケア/新生児期・乳幼児期のケア，pp.7-10，日本看護協会出版，2023. を参考に作成）

表5 子宮硬度の状態と判断

判断	子宮硬度の状態
良好	腹壁と子宮の境界が明瞭で，硬く触れる（硬式テニスボール様）
やや不良	境界は明瞭だが，子宮はやや柔らかい（硬めのゴムボール様）
不良	境界が不明瞭または子宮が柔らかい（軟式テニスボール様）

（平澤美恵子，村上睦子監：新訂版 写真でわかる母性看護技術アドバンス，褥婦・新生児の観察とケア，母乳育児を理解しよう！，p.25，インターメディカ，2020.）

■ **後陣痛**

　後陣痛とは，子宮が妊娠前の状態に戻るために産褥期に繰り返し行われる，下腹部痛を伴う子宮収縮のことです。分娩当日が最も強く，その後産褥3日までに消失します。初産婦に比べて経産婦，単胎出産よりも多胎出産，他にも頻産婦や羊水過多など，子宮が過度に伸

展した場合は子宮が元の大きさに戻るために強い子宮収縮が起こり，疼痛を強く感じます。
また，授乳中，運動時，排泄時にも疼痛は増強しやすいです。

COLUMN

子宮復古不全

定義：子宮復古の過程が何らかの原因により障害され，不十分となっている状態。

原因：卵膜や胎盤が子宮内に遺残していることが頻度としては高い。子宮筋腫や膀胱・直腸の充満，過度な安静，出血多量や低栄養による全身状態の悪化も原因となる。

診断：産褥日数に比して子宮が柔らかく，子宮底が高く，赤色悪露の持続や出血が多いことから総合的に行う。

治療：子宮内容除去術の実施，子宮収縮薬の投与。

ケア：予防として，卵膜や胎盤が分娩時に完全に排出されたことを確認する。早期離床・早期歩行を促す。母乳栄養や乳頭マッサージ等で乳頭刺激を行い，オキシトシン分泌による子宮収縮を促す。膀胱や直腸の充満，過度な安静，低栄養にならないようにし，産褥期の子宮底の高さ・硬度・悪露の変化を注意して観察する（p.88，表3参照）。

2　外陰・会陰・腟・肛門部の復古

　退行性変化に影響する外陰・会陰・腟・肛門部の復古のアセスメントについて，表6に示します。

表6 退行性変化のアセスメント③外陰・会陰・腟・肛門部の復古

	情報収集		アセスメントの視点
外陰・会陰・腟・肛門部の復古	会陰・腟部	裂傷の大きさ	• 会陰, 腟部, 子宮頸管の損傷は大きくないか
	外陰・会陰・腟部	硬結・皮下出血	• 硬結や皮下出血はないか
	外陰・会陰部	縫合部の感染徴候	• 縫合部の発赤, 腫脹, 疼痛はないか • 産褥2日までに腫脹は消失するか
	会陰部	縫合部の癒合状態	• 縫合部が離開していないか
	外陰・会陰部	疼痛	• 縫合部の牽引痛がないか • 外陰部, 会陰部の疼痛はないか
	外陰・会陰部	拍動痛・便意・肛門圧迫感	• 拍動を伴う強い疼痛, 便意, 肛門圧迫感がないか
	肛門部	脱出物・下垂感	• 肛門部からの脱出物, 下垂感がないか
		疼痛・出血	• 疼痛または出血がないか

2 産褥期の看護計画

1 産褥期の看護目標・看護計画

　産褥期の看護目標は，産褥期に起こる身体的・心理的・社会的な変化に対して，対象のエンパワメント強化とセルフケア能力を向上させ，健康で育児を行えるように支援することです。そのためには，異常の早期発見と正常から逸脱しないような予防的ケアが重要です（表7）。褥婦と家族が新しい家族役割の獲得と児を迎えた新生活への適応を円滑に行うことができるような支援や，適切な社会資源の活用ができるような情報提供等の保健指導も大切です。

2 子宮復古を促すケア

■ 膀胱充満の除去

　産褥早期は尿量が増加しますが，児頭による膀胱・尿道括約筋の過度な伸展や圧迫，骨盤底筋群の弛緩のため，尿意鈍麻や排尿困難が生じやすくなります。膀胱充満は物理的に子宮

表7 分娩当日（帰室）から退院までの管理例：経腟分娩

	観察項目	検査・処置・指導など
分娩2時間後（帰室）｜産褥0日	①バイタルサイン（体温，血圧，脈拍，呼吸数） ②子宮底の高さ，子宮硬度 ③悪露 ④創部の状態 ⑤後陣痛 ⑥排尿・排便 ⑦浮腫 ⑧体重 ⑨乳汁分泌 観察頻度：①～⑧は3回/日（日勤・準夜・夜勤帯で1回ずつ），⑨は授乳ごと	
産褥1日		• 診察（内診・エコーで子宮復古と創部の確認） • 授乳/母児同室指導 • シャワー浴開始
産褥2日	観察頻度：①～⑧は1回/日（日勤帯），⑨は授乳毎	
産褥3日		• 産褥健診（血液検査・尿検査） • 沐浴指導
産褥4日	悪露：暗赤色・褐色	• 退院診察（内診・エコーで子宮復古と創部の確認） • 退院指導（退院後の生活について）
産褥5日		• 退院（11：00）
※経産婦は産褥4日で退院のため，退院指導は産褥3日に行う		

を圧迫し子宮復古を阻害する可能性があるため，排尿を促します。

●定期的な排尿

- 尿意がなくても少なくとも4時間おきには排尿を試みるように促す。
- 自然排尿が困難な場合は，排尿時に前傾姿勢になり下腹部を圧迫する，飲水を促すことで自然排尿に導く。
- 自然排尿がみられない場合は，導尿を実施する。

●骨盤底筋群の回復

- 早期離床や骨盤底筋体操を勧める。

COLUMN

産褥熱

定義：分娩終了後 24 時間以降の産褥 10 日以内に 2 日以上にわたって 38℃以上の発熱が続くもの。

原因：分娩時に生じた傷や性器を経路として起こる細菌感染により発症する。発症には全身の体調不良，破水や難産，子宮復古不全，感染など多くのリスク因子が関与する。

診断：発熱，子宮の圧痛や局所の感染徴候（発赤，腫脹，疼痛，熱感）や膿の貯留または排出。

治療：子宮内容除去術，抗菌薬の投与。

ケア：予防として，分娩時に裂傷をつくらない，分娩時の清潔操作を徹底する，4 時間以内にはナプキンを交換し分娩時に生じた傷や性器の清潔を保つ，医師の許可が出るまでは性交渉や入浴を避ける。脱水にならないよう，尿量，乳汁分泌，発汗の程度から必要水分を摂取できるようにする。

▌▍ 直腸充満の除去

産褥期は，水分不足，産後の安静臥床に伴う腸蠕動の低下，会陰部痛や会陰縫合離開の不安，痔の痛みなどから便秘になりやすいです。直腸充満は物理的に子宮を圧迫し，子宮復古を阻害する可能性があるため，排便を促します。

●定期的な排便

• 褥婦に産褥早期の排便の必要性を伝える。

• 便意がなくても，ゆっくりと排便する機会をつくる。

●緩下薬処方の依頼

• 排便が産褥 3 日以降もみられない場合または腹部不快症状がある場合は，緩下薬の処方を検討する。

●活動レベルの拡大

• 産褥経過を考慮したうえで，早期離床や産褥体操を行い，腸蠕動を促す。

骨盤底筋体操（ケーゲル体操）

目的：妊娠・分娩で弛緩した骨盤底筋群や腹筋の復古を促進する。

適応：分娩や産褥経過に異常がなく，会陰部の創部痛が消失した褥婦。産褥経過が
順調であれば産褥1日目から実施可能。

方法：①排尿を済ませ，腹帯やガードルなどをはずし，運動しやすい服装になる。

②肛門と腟を5秒間ぎゅっと引き締める。

③息を吐きながら力を抜いてリラックスする。

④②と③を10回繰り返すことを1セットとし，1日に数セット行う。

■ 適度な活動

　産褥早期は仰臥位で長時間経過すると，悪露の排泄が阻害され，子宮復古を遅延させる可能性があります。産後は産褥体操など適度な運動をすることで，悪露の排出の促進，排泄機能の回復，血液循環の促進などの効果が得られ子宮復古の促進につながります。

●産褥体操

　産褥日数に応じた運動の種類や回数，どの筋肉にどのような効果をもたらすのかを説明し，個々の褥婦の状態に応じた支援を行います。毎日継続することに意味があるため，1日約5～20分間，疲労しない程度を目安とし，産後の忙しい生活のなかでも，褥婦が継続して実施できる方法を考えることが大切です。正常な分娩経過の褥婦は，分娩後半日ほど経過し，分娩時の疲労が軽ければ開始することができますが，疲労が強い，全身状態が不安定である，貧血がある，合併症がある，帝王切開術後などの場合は開始時期・体操内容を考慮します。

■ 後陣痛の予防

　後陣痛（p.89参照）が増強しやすい30分～1時間前に鎮痛薬を内服し，痛みが増強する前の予防的内服により，疼痛をコントロールし，適度な活動を妨げないようにします。

■ 会陰部へのケア

　外陰部は悪露で湿潤し，尿道・肛門が近接しているため，会陰縫合部の感染，尿道からの

感染，腟からの子宮内への感染の危険性があります。また，会陰部は疼痛があること，褥婦自身で観察が難しいことから，清潔を保持できない可能性があります。そのため，会陰部の炎症・疼痛緩和と清潔保持ができるようにすることが必要です。

●炎症・疼痛緩和

- 浮腫や発赤がある場合は会陰部に冷罨法を行う
- 産褥椅子や円座を使用し，炎症・疼痛部位の圧迫を避ける
- 会陰部の縫合部に牽引痛を感じる際は，抜糸することで軽減することが多い
- 安静時や体動時にも疼痛が強い場合は，鎮痛剤の使用・増量を検討する

●清潔保持

- 排泄後は外陰部及び肛門周囲を洗浄し，清潔を保つ
- トイレットペーパーで拭く際は，前から後ろに拭き，外陰部が汚染されないようにする
- 3～4 時間ごとにパッドを交換して清潔を保つ

▌肛門部へのケア

痔核や脱肛がある場合，疼痛によって排便を我慢することで直腸が充満となり，子宮復古を阻害する可能性があります。便秘が続くと，食欲低下や心理的負担が生じやすいため，肛門部の疼痛緩和と便秘予防をする必要があります。

●疼痛緩和

- 産褥椅子や円座を使用して，疼痛部位の圧迫を避ける
- 薬剤の使用を検討する

●便秘予防

- 適度な活動
- 飲水の必要性や便秘を予防する効果的な食事について説明する
- 緩下薬の使用を検討する

3 母乳育児のアセスメント

　母乳育児のアセスメントのポイントを表8に，母乳育児のメリット・デメリットを表9に示します。

表8 母乳育児のアセスメントのポイント

情報収集	アセスメントの視点
母乳育児 への意欲	母乳育児の情報を得ているか 授乳への希望はあるか，希望の変化はないか 経産婦の場合は前回の授乳状況はどうか HTLV-1 は陰性か
乳房	乳房の形状は何型か（p.98，図1参照） 生理的熱感・緊満はあるか 病的緊満（うっ積）はないか 乳汁のうっ滞（うつ乳）はないか 乳房の手術歴はないか 副乳はないか
乳頭 乳輪	乳頭の長さは 1.0～2.0 cm 以上あるか 乳頭は口唇様，乳輪はつきたて餅のように柔らかく弾力性があるか 乳輪に浮腫はないか 授乳直後の乳頭が変形していないか 乳頭痛，乳頭損傷はないか
乳汁	乳汁の性状・量はどうか
新生児の 吸啜・嚥 下・呼吸	発育・発達は良好か 授乳に適した覚醒状態か 吸啜力は良好か 呼吸状態は良好か
授乳の タイミング	褥婦は，児が飲みたがっているサイン（身体をもぞもぞと動かす，手を口や顔にもってくる，探索反射を示す，舌を出す）に気づいて授乳をしているか
授乳状況	適切なポジショニングがとれているか 効果的なラッチ・オン（p.100，図2参照）ができているか 授乳回数・間隔 補足の種類・量・摂取方法

（次頁につづく）

表8 母乳育児のアセスメントのポイント（つづき）

情報収集	アセスメントの視点
母乳育児に影響する因子	若年出産ではないか 思春期に，摂食障害などの栄養障害はなかったか 分娩時に異常出血・ショック状態はなかったか 早期母子接触はできたか 母児同室ができているか 新生児の栄養摂取状態は良好か 褥婦は食事や水分を十分に摂取できているか 母乳移行性のある薬剤は使用していないか 喫煙はしていないか 飲酒はしていないか カフェインは摂取していないか 精神状態は安定しているか，精神状態が不安定となる要因はないか 家事・育児のサポート体制はどうか 社会資源を使用する予定はあるか

表9 母乳育児のメリット・デメリット

対象	メリット	デメリット
母親	• 子宮復古が促進される • 妊娠前の体重に早く戻る • 月経再開が遅くなり貧血を予防する • 卵巣がん・乳がん・子宮体がんの発症率が低下する • いつでもすぐに授乳ができる • 児が病気に罹患しにくく医療費が少なくてすむ • 人工乳やその他関連物品の費用がかからない	• 母乳育児が軌道にのるまでは疲労が溜まりやすい • 乳頭・乳房トラブルが生じる可能性がある
新生児	• 免疫がつき感染症に罹患しにくい • 乳児突然死症候群の発症率が低い • 児の消化・吸収・排泄に最も適した栄養である • 顔の筋肉や顎の発達を促す • 歯科矯正や歯の問題を少なくする • いつでも適温で新鮮・衛生的な栄養である	• 経母乳性の感染が起きる場合がある • 経母乳性の薬物の移行が起きる場合がある • 人工栄養と比べて発育は緩やかとなる場合が多い • ビタミンK・D，ミネラルの含有量が少ない • 消化が良いため，早く空腹になりやすい
母児	• 愛着形成が促進される • 災害時も授乳が継続しやすい	
社会	• ミルクや哺乳瓶など環境への負担が軽減できる • 児が疾患に罹患しにくく医療費の削減につながる	

（厚生労働省：厚生労働科学研究班によるHTLV-1母子感染予防対策マニュアル，第2版．https://www.mhlw.go.jp/bunya/kodomo/boshi-hoken16/dl/06.pdf（2023年2月21日閲覧），NPO法人日本ラクテーション・コンサルタント協会編：母乳育児支援スタンダード，第2版，pp.64-77，医学書院，2021．を参考に作成）

図1 乳房の形態とポジショニング

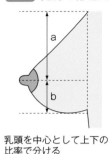

乳頭を中心として上下の
比率で分ける

	Ⅰ型	Ⅱa型	Ⅱb型	Ⅲ型
形状				
比率	a<b	a=b	a>b	a>b
特徴	扁平型	おわん型 下垂を伴わない	おわん型 やや下垂している	下垂が著しい 大きい
適切な授乳の ポジショニング	縦抱き	横抱き・交差 抱き・縦抱き	横抱き 縦抱き	フットボール 抱き

1　母乳分泌の生理

▌乳汁

　妊娠期から乳汁産生の準備を開始し，乳汁生成Ⅰ～Ⅲ期を経て，授乳終了後に乳房が退縮していきます。

●乳汁生成のプロセス

乳汁生成Ⅰ期（Lactogenesis Ⅰ）

　乳汁生成にはプロラクチンとプロラクチン受容体が必要です。妊娠16週頃から脳下垂体前葉からプロラクチンが分泌されます。プロラクチン受容体は，出産後すぐに授乳等で刺激をすることで，産後1～2日頃に増加し，その後一定となります。プロラクチン受容体が多いほど乳汁量も多くなり，経産婦では前児の時のプロラクチン受容体が存在しているため，乳汁生成が初産婦に比べて早くなります。

乳汁生成Ⅱ期（Lactogenesis Ⅱ）

　プロラクチン濃度は，乳頭刺激により一時的に上昇し，刺激を開始してから15分で2倍に上昇しピークとなります。授乳回数が多いほど，プロラクチン濃度は上昇するため，1日に8回以上授乳することにより，次の授乳までのプロラクチン減少を防ぐことができます。授乳を行っている褥婦のプロラクチン濃度は，産後6か月までに少しずつ減少します。

　脳下垂体後葉から分泌されるオキシトシンは，乳頭刺激に伴い放出され，射乳反射を起こします。赤ちゃんのことを考える，児の泣き声を聞くなど，児を意識するだけでもオキシトシンは分泌されます。

乳汁生成Ⅲ期（LactogenesisⅢ）

この時期は，オートクリン・コントロールで調整されており，児が必要とする乳汁分泌を維持させるには，生成された乳汁をいかに排出するかが重要です。積極的に授乳や搾乳を行い，乳房内の乳汁を除去することで十分な乳汁分泌を維持することができます。

母乳分泌量は徐々に増えて，産後6か月には1日550～1,150 mL（平均800 mL）の母乳が分泌されます。その後，産後6～9か月で乳房の大きさは縮小していきます。

●乳汁産生機構

エンドクリン・コントロール（内分泌的調整）

乳頭が刺激されると，脳下垂体前葉からプロラクチンが分泌され，腺房細胞で乳汁が産生されます。また，脳下垂体後葉からオキシトシンが分泌され，射乳反射を起こし，母乳を押し出します。この内分泌主導による乳汁分泌・産生の調節過程をエンドクリン・コントロールといいます。

オートクリン・コントロール（局所的調整）

排出された量によって乳汁産生量が調節されることをオークリン・コントロールといいます。乳汁が長時間たまると，乳汁に含まれる乳汁産生抑制因子の濃度が上昇し，乳汁分泌が減少します。乳汁産生は左右の乳房がそれぞれ独立して調整されています。乳汁分泌や性状は産褥日数によって変化していきます（表10）。

表10 乳汁の分泌量と性状の経時的変化

産褥日数	乳汁量（1日総量）	乳汁分泌量	呼称	色	性状	味	におい	乳房緊満
0～1日	5～20 mL	にじむ程度	初乳 ミネラルやIgAなどの免疫物質が多い	透明水様	蜜のようにやや粘稠	甘味薄 砂糖の少ないミルクセーキ様 甘味やや薄	独特の強いかおり	（－）
2	50～70	ぼたぼた垂れる程度						（±）
3	140～250			帯黄色	粘稠性強			（＋）
4	230～310	射乳複数本		～				（＋）
5	270～400		移行乳	クリーム色 ～ うすクリーム色 ～ 乳白色 ～ 帯青白色	粘稠性やや弱			（±）
6	290～450							（±）
7	320～				不透明			（－）
8～14	500～							
15～28	700～	成乳 脂質と乳糖が多くエネルギーが高い			さらさらしている	甘味少しあり	母乳様のかすかに甘いかおり	
29～	800～							

（前原澄子編：新看護観察のキーポイントシリーズ 母性Ⅱ，p.37，中央法規出版，2011．を一部改変）

■ ラッチ・オン

　ラッチ・オンとは児の乳房への吸着のことで，児が乳頭と乳輪を口の中に含む際の児の唇や舌の動き，母親が児を自分に引き付ける身体の動きなどの一連の動作です。児が効果的に母乳を飲み取るには，乳頭だけではなく乳輪部まで十分に口に含む必要があり，そのための含ませ方，吸い付き方にはポイントがあります（図2）。

■ 効果的な母乳育児

　授乳がうまくいっているか，すなわちポジショニングとラッチ・オンが適切にできているかどうかは，母親と児がリラックスして楽しく母乳育児を開始し継続するための極めて重要なポイントとなります。出産後間もない時期は，最低8時間に1回は授乳の様子を観察し，効果的に体重増加をしているかを評価します。母乳育児が効果的に行われているサイン（表

図2 効果的なラッチ・オンのポイント

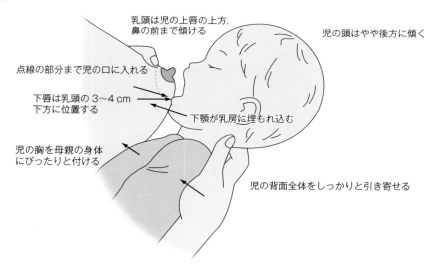

乳頭は児の上唇の上方，鼻の前まで傾ける

児の頭はやや後方に傾く

点線の部分まで児の口に入れる

下唇は乳頭の3〜4cm下方に位置する

下顎が乳房に埋もれ込む

児の胸を母親の身体にぴったりと付ける

児の背面全体をしっかりと引き寄せる

①児の身体をまっすぐに抱き，顎と下唇を乳房に触れさせて児が乳頭を探すのを待つ。

②児が乳頭を探して自然と顎を上げ，かつ下顎が大きく開き舌が下がっていることを確認する。

③児の舌が前突してきたタイミングで児を素早く抱き寄せて児が乳房を含めるようにする。児の下顎が乳頭から離れているほど児は口の中に乳房を多く含むことができる。

④児の顎が乳房に埋もれ込み，上唇の下に乳頭が触れながら折り畳まれるように口の中に収まっていく。児の舌が乳房の下方にうまく収まり，乳頭が軟口蓋付近まで奥に入ることで効果的なラッチ・オンとなる。

（Reprinted with permission. Glover R：The Key to Successful Breastfeeding. Contact information to Rebecca Glover：www.rebeccaglover.com.au, 2012. を参考に作成）

11）が1つ足りないことが，即座に問題となることはありません。授乳のタイミング，授乳姿勢，効果的な吸着・吸啜など総合的にアセスメントを行います。また，母親が自分の心身の状態と児の発するサインに気づき，そのサインに自信をもって適切に対処できるように，十分なエモーショナルサポートと必要な知識・技術を提供します。

 # 母乳育児に対する看護計画

　多くの褥婦は，母乳だけでは新生児を育てられないかもしれないという不安をもっています。褥婦が自信をもち，正確で役立つ知識・技術を身につけて母乳育児を継続していけるように支援することが重要です。

表11　効果的な母乳育児が行われているときのサイン

注：生まれた日を日齢0とするが，早朝に生まれた場合と夜中に生まれた場合には24時間近い開きがあることも留意する。以下はあくまでも効果的な授乳が行われている場合に児と母親に観察されるサインの目安である。サインが1つ満たされていないからといって問題があることを示しているわけではなく，さらなる原因の検索とフォローが必要である。

A）児のサイン
- 生後早期の体重減少が7%までである
- 日齢2までに24時間に少なくとも3回以上の排便がみられる
- 日齢4までに粒々が混じった黄色い排便がみられる
- 日齢2までに24時間に3回かそれ以上おむつが漏れる
- 日齢3までに透明か，薄い黄色の排尿がみられる
- 授乳の後は満足して落ち着いてみえる
- 日齢3までに授乳中に嚥下する音が聞かれる
- 日齢4から後は体重減少がみられない
- 日齢9までに出生体重に戻る

B）母親のサイン
- 乳房の張りや重さや大きさと，性状にはっきりわかる変化がみられる
- 日齢4までに母乳量に明らかな増加がみられる
- 乳頭に明らかな傷がみられない
- 授乳によって乳房の緊満が軽減する
- 授乳時の痛みがないか，最小限（吸着時に数秒続く程度）である

（ILCA：Clinical Guidelines for the Establishment of Exclusive Breastfeeding, 3rd ed, p.16, 2014. をもとに作成）

1 母乳育児の観察・評価

前述のアセスメントの視点を参考に，褥婦の乳房・乳頭・乳汁，授乳手技，新生児の状態，母乳育児に関連する因子を観察・把握します。

2 母乳育児に関する情報提供

■ 早期接触・早期授乳

分娩直後からの早期母子接触及び分娩後早期からの授乳開始により，母乳育児の開始を円滑にし，母乳育児期間を延長することが明らかとなっています[1]。児が乳房を吸おうとする動きが最も顕著になるのは出生後 45 分であり，それ以降は弱くなり，生後 2 時間半後には消失します。よって，早期母子接触で児の自発的な吸啜行動を促すことは，母乳育児を開始するうえで重要なものとなります。

■ 食事・水分摂取

極端な栄養不良でなければ，授乳中の褥婦はその時期の児に必要な母乳を産生します。授乳中の食事・水分摂取は基本的にアレルギーなどの医学的問題がない限り，特別な制限は不要です。食事や水分は制限したり過剰に摂取したりせずに，「妊産婦のための食事バランスガイド」をもとに日本人の食事摂取基準に 350 kcal を付加することが推奨されています。

食事と母乳の関連については，褥婦の蛋白質・脂質の摂取が母乳に影響を与えるというエビデンスは確立されていません[2]。褥婦の栄養に関する知識や調理経験，食習慣，好み，アレルギー，ボディイメージなどからセルフケア状態を把握します。授乳期の栄養の基本は，糖質・塩分は控えめにして，バランスよく摂取をすることです。貧血がある際は，褥婦の好みなどを踏まえて具体的な食材やレシピを情報提供します。

■ 薬剤

原則として，授乳中に禁忌となっていないほとんどの薬剤は，母乳育児中の褥婦に使用できるとされています。薬剤使用中は児の状態に気をつけるなどの情報を褥婦に伝え，必要に応じて主治医に褥婦が相談できるよう支援します。

■ タバコ

褥婦が喫煙していても，母乳育児を行うほうが人工乳の児よりも呼吸器感染症を発症するリスクが低いです。授乳中の禁煙が最善の選択肢ですが，禁煙ができなかったとしても，母

乳育児を継続しながら児の受動喫煙を少なくする工夫を褥婦と一緒に考える支援を行います。

■ アルコール

アルコールは母乳中に速やかに移行する物質であるため，摂取量と摂取のタイミングを考慮する必要があります。アルコール代謝には少なくとも2時間が必要ですが，その速度は体格や体質によって個人差があるため，アルコール摂取後2～3時間は授乳を控える，授乳中はノンアルコールビールを勧めることが望ましいです。

■ カフェイン

授乳中のカフェイン摂取は母乳中に移行することや，カフェインはさまざまな食品に含まれていることを理解し，摂取量を考慮することを促す必要があります。カフェインはコーヒー以外にも日本茶や紅茶，炭酸飲料，栄養ドリンク，チョコレートなどにも含まれていることや，摂取するタイミングについても情報提供を行い，デカフェ，タンポポコーヒーなどのノンカフェイン飲料で代用する工夫を提案します。

■ 母乳育児を阻害する習慣

授乳時間や間隔の制限，不必要な母児分離，人工乳首の使用は母乳育児を阻害する可能性があるため，できるだけ避けます。

3 母乳育児に関するケア

■ 授乳技術

母乳育児が順調に進むよう，褥婦の乳房・乳頭の状態，授乳手技，新生児の状態において必要な支援を行います（表12）。

・搾乳

搾乳は適応がある場合のみ行います（表13）。授乳が適切に行われ，乳房から母乳が飲み取られていれば，授乳後に搾乳する必要はありません。不必要な搾乳は，過度の刺激が母乳の分泌過多を引き起こし，緊満増強やうっ滞性乳腺炎などのトラブルを招く可能性があります。授乳時に児が寝てしまった場合でも，特に強度の乳房緊満が生じていなければ，搾乳せずそのまま様子をみます。

搾乳方法は2種類あります。手で行う場合は母指と示指を用いて行います（図3）。搾乳機で行う場合は手動搾乳機，または電動搾乳機を使用する方法があります。母児の状態や希望にあわせてメリット・デメリットを考慮して実施方法を検討する必要があります。

表 12 効果的な母乳育児に向けた支援

1. 適切なポジショニングとラッチ・オンの技術を獲得できるようにする

- 出産後数日間に，適切なポジショニングとラッチ・オンを褥婦に説明する
- 児に声をかけながら乳頭で児の口唇に触れることを繰り返し，大きな開口を促す
- 児の口と乳頭の角度をあわせること，抱きよせるタイミングを実践する
- 児が眠りがちの場合は，縦抱きにする，吸啜が止まるたびに手で乳房を圧迫して乳汁が児の口に流れるようにする
- 早産児や低出生体重児などの哺乳力が弱い児は，縦抱きやダンサーハンドポジション（皮下脂肪が少なく，頬の内側に脂肪が少ないと頬と乳首との間に隙間ができて陰圧がかかりにくいため，児の頬や下顎を母親の指で軽く支え吸啜を助ける）などポジショニングの工夫をする

2. 乳頭・乳房トラブルを予防・軽減する

- 早期から児の欲求にあわせた授乳を行うことで乳頭トラブルを予防する
- 人工乳首の使用は乳頭混乱や母乳分泌量の減少，乳頭痛のリスクが高くなるため，なるべく使用しない
- 乳頭損傷に効果的な一番の治療法は，適切なポジショニングとラッチ・オンであるため，技術を獲得できるように支援する
- 乳頭痛や損傷がある場合は，その部位に母乳を塗布して乳頭損傷の回復を促す
- 直接授乳を一時的に中止する場合でも，少なくとも 3 時間以内には搾乳を行い，乳房トラブルを予防する

3. 児の哺乳を支援する

- 児が眠りがちな場合は覚醒を促し，24 時間で 8 回は授乳ができるように支援する
- 頻繁に児に乳房を近づける，口元に母乳を垂らすことで，母乳のにおいと味の刺激により児の自発的吸着行動を促す
- 吸着や吸啜が弱い場合は，搾乳した母乳をカップまたはスプーンで飲ませる，児を温かくして授乳と授乳の間に十分な休憩をとり刺激を少なくすることで，哺乳能力を最大限活かす

表 13 搾乳の適応

- 乳房緊満により児が飲みにくい乳房となっている
- 乳頭トラブルや母児分離などにより直接授乳ができない
- 母乳の産生を促したい
- 乳房痛が強い
- 母乳が出ていて補足が必要な場合
- 職場復帰・卒乳・断乳時

■ エモーショナルサポート

　褥婦の精神状態は母乳分泌に影響を及ぼします。痛み，恐怖，不安はオキシトシンの分泌を抑制するため，褥婦がリラックスして授乳が行えるように支援することが必要です。授乳が褥婦の思い通りに進まない場合でも，直接授乳を開始して 1〜2 週間で乳頭は柔軟になり伸展性が向上すること，児の発育によっても吸着と吸啜は容易になることなどを伝え，根気強く継続するように励まします。その際，否定的な言動・態度は決して見せず，褥婦と児を信頼・受容した態度で接し，褥婦の気持ちをサポートします。

図3 搾乳方法

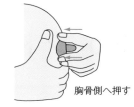

①
胸骨側へ押す

• 乳輪より1横指外側に，寝かせた母指と示指をあて，胸骨に向かって垂直に押す

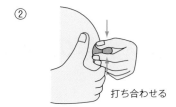

②
打ち合わせる

• 押したその場所で，母指と示指の腹がつくように打ち合わせる

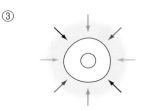

③

• 左記①②を，乳輪の左右・上下・両斜めの4方向から行う

（堀内成子編：パーフェクト臨床看護実習ガイド 母性看護，第2版，p.189，照林社，2017．を参考に作成）

COLUMN

乳腺炎

　乳腺炎は，圧痛，熱感，腫脹のあるくさび形をした乳房の病変で，38.5℃以上の発熱，悪寒，インフルエンザ様の身体の痛み伴うものである。さまざまな原因がいわれているが，直接的な原因は乳房内への乳汁うっ滞であり，感染は必ずしも伴うわけではない。授乳時期であればいつでも起こりうるが，分娩後2〜3週間以降から分娩後3か月以内に多発する。うっ滞性乳腺炎，感染性乳腺炎，乳腺膿瘍があり，それぞれ特徴が異なる（図4）が，滞った乳汁が乳房内へ排出されると，症状が改善することが多い。

図4 乳腺炎の種類

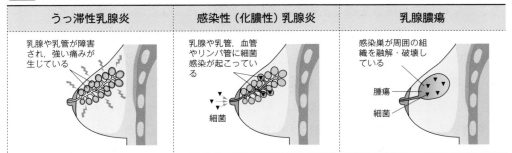

うっ滞性乳腺炎	感染性（化膿性）乳腺炎	乳腺膿瘍
乳腺や乳管が障害され，強い痛みが生じている	乳腺や乳管，血管やリンパ管に細菌感染が起こっている　細菌	感染巣が周囲の組織を融解・破壊している　腫瘍　細菌

（竹田善治：乳腺炎の病態生理．ペリネイタルケア，39（3）：236-240，2020．より転載）

⑤ 母親役割獲得のアセスメント

　産褥期は，出産という人生の一大イベントの経験と児の誕生に伴い，身体の復古や進行性変化，児を中心とした生活リズムや役割の変化など，急激な変化が一気に起こります。産褥期の心理的変化は，出産体験や児の状態が密接に関連しているため，これらを褥婦がどのように受け止めているかを把握することが必要です。産後早期から幸せな気持ちや達成感のある褥婦がいる一方で，抑うつ気分や情緒不安定となっている褥婦も多くいます。全身の復古に伴う苦痛や不快感，睡眠不足によって疲労が蓄積している状況で育児を開始しなければならないため，疲労感や情緒不安定が増悪する場合もあります。さまざまな不安や心身の葛藤を抱えながらも，順調に愛着・絆形成と母親役割の獲得が進むように，家族と専門家のサポートが重要です。

　母親役割獲得時のアセスメントのポイントを表14に示します。

COLUMN

ボンディング障害

　ボンディング障害とは，「産後すぐからわが子に対して愛情が湧かず，世話をすることに苛立ちや敵意を感じ，拒否あるいは攻撃したくなるような衝動を抱く心理状態のこと」[3]である。産後早期〜1か月が最も重症度が高く，その後，徐々に軽減していく。要因は，未婚，若年，低学歴，望まない妊娠・性別，配偶者からの暴力，否定的な出産体験，不安，母児分離などさまざまである。ボンディング障害は，児の発達や虐待に影響するため，予防的介入が重要である。ボンディング障害を予測するため，妊娠中や産後に「赤ちゃんへの気持ち質問票」が使用されている。質問票に診断基準値はないが，得点が高いほどボンディング障害が疑われる。

表14 母親役割獲得時のアセスメントの視点

情報収集	アセスメントの視点
出産体験	出産体験をどのようにとらえているか バースレビューを行ったか
愛着・絆形成	児のことを話題にするか 児のことを話すときの表情は明るいか 児に話かける様子や口調は穏やかか 児を見つめる，抱く，なでる，あやすなどの行動がみられるか
愛着・絆形成の影響因子	妊娠期・分娩期における退職，趣味の中断，住居の移転はないか 先天性異常児，希望の性別でない児の出産ではないか 褥婦の理想とかけ離れた出産体験ではなかったか 褥婦自身に対して否定的な言動はないか 褥婦が希望した妊娠であったか 妊娠期からの胎児への絆形成はどうだったか 分娩後に母子面会，母子早期接触，初回授乳は実施したか 母児双方が相手の発する刺激・反応に呼応しているか
育児の知識・技の習得	褥婦の生理的ニーズは満たされているか 産褥時期に応じた母親役割行動がとれているか 児の安全を考えた行動がとれているか 児の生活環境を整えることができているか 次の育児習得状況は順調か • 児の特徴と変化（体温，体重，黄疸，排泄，皮膚，臍など） • 児の授乳方法（母乳育児，補足量の検討など） • 育児技術（オムツ交換，更衣，抱っこ，あやす，沐浴など）
心理的変化	スクリーニングツールで問題がないか（p.108，表15参照） 褥婦の性格・特徴はどうか どのような不安を抱いているか，今後抱きそうか（p.108，表16参照） 経済的な不安や住居に関する不安はないか 過度な育児不安は抱いていないか，抱く可能性は高くないか（COLUMN「育児不安」（p.109）参照） マタニティブルーズや産後うつ病の症状はないか（COLUMN「マタニティブルーズと産後うつ病」（p.109）参照） 産褥期における生殖器・乳房・全身の変化を受け入れることができているか 理想のボディイメージはどのようなものか 理想のボディイメージの実現に向けて必要な知識や適切な対処行動の獲得はできているか
心理的変化に影響する因子	夫婦関係は良好か 夫は妊娠・出産を肯定的に受容しているか 夫の支援状況は良好か 祖父母は妊娠・出産を肯定的に受容しているか 祖父母との関係性は良好か 未婚，産後の協力者がいない，家族に優先すべき別の問題があるなどの状況はないか

表15 妊娠期から産褥期の各時期に行うスクリーニングとその目的

時期	使用する質問票	目的
妊娠初期	初診時間診票	今後の育児について想定される状況についての包括的な評価と要支援妊婦の把握
妊娠中期 （25～28週）	• 育児支援チェックリスト • エジンバラ産後うつ病質問票（EPDS）	妊婦の心理状態と背景要因の把握
出産時 （入院中）	• 育児支援チェックリスト • エジンバラ産後うつ病質問票 • 赤ちゃんへの気持ち質問票	出産や児に対する気持ちの把握と褥婦を支えるサポートシステムの確認
産後2週間	• エジンバラ産後うつ病質問票 • 赤ちゃんへの気持ち質問票	褥婦の心理状態と児に対する気持ちの把握
産後1か月	• エジンバラ産後うつ病質問票 • 赤ちゃんへの気持ち質問票	褥婦の心理状態・生活状態と児に対する気持ちの把握

（日本産婦人科医会編：妊産婦メンタルヘルスケアマニュアル 産後ケアへの切れ目のない支援に向けて，p.67，中外医学社，2021．を一部改変）

表16 産褥早期における褥婦の不安

褥婦の体調に関する不安	• 産後の身体的変化 • 出産・育児に伴う睡眠不足と疲労 • ホルモン変化による気分の浮き沈み • マイナートラブル（便秘，痔，浮腫，肩こりなど）
児の健康状態に関する不安	• 体重減少や落屑，湿疹，黄疸などの生理的変化 • 哺乳力や啼泣などの児の反応 • 体重などの発育・発達 • 児の健康管理方法
育児に関する不安	• 母乳栄養や授乳方法 • 沐浴や抱っこなどの育児技術 • 養育方法
退院後の生活に関する不安	• 家族役割の調整 • 家事・育児の両立 • 夫・上の子・祖父母との関係 • 社会復帰 • 経済的な不安

COLUMN

育児不安

　育児不安とは，子どもの将来や育児に関する持続的で漠然とした不安のことで，一時的な不安ではない。徴候として，慢性的な疲労，気力・育児意欲の低下，子どもに対するイライラ，育児への圧迫感などがある。産後は孤独感によって育児不安を感じやすく，退院後1か月以内に最も強く抱く。褥婦は皆ある程度の育児不安をもっているが，過度な育児不安は虐待を引き起こす可能性もあるため，育児不安の予防，早期発見・対応が重要である。褥婦が親として自立し，自信をもって育児ができるような支援を行う。

COLUMN

マタニティブルーズと産後うつ病

◎マタニティブルーズ

　産後一過性に生じる情緒不安定状態のことで，わが国では約30%の褥婦が経験している[4]。主要症状は，涙もろさ，憂うつ，不安，落胆，集中力不足，思考力の低下，自己の過小評価，不眠，疲労感などさまざまである。発症時期は，分娩直後から産後10日頃までに発症し，産後2週間程度で自然に消失する。しかし，産後うつ病や産褥精神病に移行する場合があるため，症状が強い，症状が長期化している場合は，注意深く鑑別する必要がある。

◎産後うつ病

　日常生活の妨げとなる強い抑うつ[5]，過度な不安，不眠，体重や食欲の変化などの症状が2週間以上持続する場合は，産後うつ病の可能性がある。妊娠中に発症したうつ病が産後も継続している場合や，産後1年以上経過してから発症したうつ病は含まない。発症時期は，産後数週間から1年の間であり，わが国の褥婦における産後うつ病の期間有病率は産後1か月が15.1%，産後1か月～1年では11.5～11.6%となっている[6]。要因として，精神疾患の既往，望まない妊娠，夫・両親からの支援の欠如，ストレス要因となるライフイベント，児の気質，児童期の育てられ方，虐待経験，フェリチンの欠乏などが考えられている[7],[8]。産後に

おける精神疾患の長期化や重度化は母子の愛着や育児にも支障をきたすといわれており[9]，予防，早期発見，早期介入が重要である。産後うつ病のスクリーニング質問紙として，エジンバラ産後うつ病質問票（EPDS）がある。リスク因子の把握，心身の状態の確認，十分な休息がとれるような生活調整，母乳外来でのフォローや2週間健診，保健所など地域・多職種との連携した継続的支援が大切である。

⑥ 母親役割獲得の看護計画

1 バースレビュー

　褥婦が疲労から回復する産後1～2日目に，心身の状態から褥婦がバースレビューをできる状態であることを確認し，分娩介助をした助産師とともに実施します。出産体験をどのように受け止めているのか，①産痛への対処，②医療者のかかわり，③分娩経過を中心に，出産体験を語っている褥婦の表情，話し方，言葉づかいを観察し，話すことを嫌がったり躊躇していないかなど，語りの背景にある感情にも着目しながら振り返ります。充足されなかったニーズやわだかまった感情の表出を促し，出産に至るまでと出産時の頑張りを労い，称賛して，褥婦が出産を肯定的に受容できるよう，ひとつひとつの体験に対して客観的に意味づけを行います。立ち合い出産であった場合は，家族の努力も称賛します。立ち合いでなかった場合でも，家族に褥婦の頑張りを伝え，称賛します。出産体験の自己評価が低いとうつ傾向が強くなり，児への愛着や母親役割の獲得が遅れる場合があるため，出産体験を肯定的にとらえられるように支援する必要があります。

2 早期母子接触・母児同室・授乳・父親への支援

　早期母子接触，母児同室，母乳栄養の確立は，子どもの受容を促し，母親としての実感や責任も強くなります。母児同室を開始する際は，新生児の生理的変化（体重，排泄，黄疸など）についてわかりやすく説明し，児の状態を理解できるように支援します。また，育児技術の指導や見守りなど，自律して育児ができるようなサポートも必要です。退院後の生活が

イメージできるようにかかわることで，退院後の育児不安の軽減にもつながります。夫が育児に関心をもつことや，育児を分担する場合は，夫への支援も重要です。夫や家族が児と面会する時間を設けることで父子愛着形成が促され，退院後の育児への意欲にもつながります。退院後の育児生活に向けて個別性にあった支援を行い，育児に対する自信や意欲が向上するようにかかわります。

3 育児の知識・技術の習得

まずは母親の基本的ニーズを満たし，育児に関心が向くように支援します。マーサー（Ramona T. Mercer）は母親役割獲得の4段階（予期的段階，形式的段階，非形式的段階，個人的段階）を提唱しており，母親役割獲得を促すケア（表17）を実施する際は，この段階を踏まえたかかわりが大切となります。

4 心理的変化

褥婦の体調に関する不安に対しては，心身の生理的変化や現在の回復状況，今後の見通しを伝えることで不安が軽減します。

児の健康や育児に関する不安に対しては，退院後も褥婦が児の健康状態の判断できるよう，児の健康に関する知識や対応について情報提供をします。育児に関しては授乳指導や沐浴指導などの際に退院後の生活を見据え，退院後も褥婦と家族が現実的に継続可能な方法を一緒に考えます。退院後に増強するであろう不安や新しく生じる可能性のある不安に関しても，入院中に対応方法を情報提供します。入院中から退院後の生活を具体的にイメージできることで，退院後も入院中と新生活のギャップが小さくなり，円滑に新生活への適応ができるようになります。また，現在は情報過多社会であるため，多くの情報から自分にあった正

表17 母親役割獲得を促すケア

- 産後の疲労や不快症状を軽減する
- バースレビューにより，出産体験を自分なりに意味あるものとして認識できるよう働きかける
- 早期母子接触を実施する
- 子どもからの愛着のサインを教え，話しかける，あやすなど反応の仕方を説明する
- うまくできたことをほめ，焦らないように支援する
- 子どもや育児に対して否定的感情を抱かないように支援する
- 母乳育児を推進する
- 母子同室

（江藤宏美編：助産師基礎教育テキスト 2023年版 第6巻，産褥期のケア/新生児期・乳幼児期のケア，p.108，日本看護協会出版，2023. を一部改変）

しい情報を得ることができるように，正しい情報を得られるサービスの紹介なども必要です。

7 家族役割再調整のアセスメント

　児の誕生により，家族役割は変化します。出産後の家族役割に関するアセスメントのポイントを表 18 に示します。

表 18 家族役割に関するアセスメントの視点

情報収集		アセスメントの視点
父親	父親役割の獲得	児に対して積極的にかかわろうとしているか（エングロスメント） 児と触れ合っているか 児に話しかけているか オムツ交換，抱っこ，哺乳瓶での授乳などの育児技術の習得はできているか 生後 1 週間以内に児との早期接触を行ったか
	パートナーシップ	夫婦関係は良好か 夫は妊娠・出産を肯定的に受容しているか 夫のサポート状況は良好か 夫は褥婦や育児に関心をもっているか 夫婦でともに子育てをするという意識があるか 夫婦で家事・育児の分担についてどのように話し合っているか
きょうだい・祖父母	上の子・祖父母の家族役割の適応	児のきょうだいや祖父母は新しい家族役割に適応できているか 上の子の年齢，きょうだい数，出生順位，気質，発達段階はどのような状況か 児や母親に対して攻撃的な言動，退行現象，わざと注目を引くような言動など，妊娠を機に上の子に言動の変化が起きていないか 上の子は Sibling Preparation（COLUMN「きょうだいの準備（Sibling Preparation）」p.114 参照）を受けるなど，今回の妊娠期から兄姉になるための準備をしていたか 両親は上の子の退行現象等の言動の変化についての知識があるか 祖父母のサポート状況は良好か 祖父母と褥婦・家族との関係性は良好か

家族役割再調整の看護計画

1 父親役割獲得

　家事・育児の分担を退院前に具体的に話し合うように促します。父親も育児に必要な知識・技術を習得し，退院後の有力なサポート者となれるよう，入院中に育児指導を積極的に行います。できている部分や努力を褒め，児を世話することの喜びを感じられるようなかかわりが大切です（表 19）。

2 上の子の新しい家族役割の適応

　きょうだい間の円滑な関係構築には，上の子の年齢と発達段階にもよりますが，妊娠期から継続的に支援することが大切です（COLUMN「きょうだいの準備（Sibling Preparation）」p.114 参照）。児の言動の変化に関する知識をもっていることで，母親は上の子の言動を受容的にとらえることができ，上の子の攻撃的な言動が起こりにくくなるといわれています[10),11)]。妊娠中から上の子は言動の変化を起こす可能性があること，具体的に起こる言動の変化とその程度は個人差があること，これらの言動の変化は上の子の成長の証であり決して悪いことではないことを母親に伝えることが必要です。

　出産に伴う入院時，母親との面会の頻度を多くすることは上の子の精神の安定につながります[12),13)]。児の誕生後は，上の子が児と過ごす機会をつくる，児の世話を上の子の近くで行う，または一緒に行うことで児への関心をもたせる，児の話題には必ず上の子も登場させ

表 19 父親役割を促すケア

- 出産への立ち会いを促す
- 子どもからの愛着のサインを教え，授乳，話しかける，あやすなど敏感な反応の仕方を説明する
- 父子接触の機会をできるだけ確保する
- 入院中から父親にも育児知識・技術の習得を支援する
- 出産休暇，育児休業を取得するなど積極的に育児に携われるよう支援する

（江藤宏美編：助産師基礎教育テキスト 2023 年版 第 6 巻，産褥期のケア/新生児期・乳幼児期のケア，p.109，日本看護協会出版，2023．を一部改変）

父親の産後うつ

　日本における父親の産後うつは10%前後と推計されている[14)]。リスク因子は，経済的不安，高齢，不安定な就労状況，精神科既往，妊産婦の精神状況，サポート不足，良好でない夫婦関係などがある。また，父親の産後うつは，養育の質低下，子どもの発育・発達への悪影響，子どもが思春期になったときのメンタルヘルスへの悪影響など，父親だけでなく児にも悪影響を与えるといわれている[15)]。

きょうだいの準備（Sibling Preparation）

　主に妊娠中期から後期にかけて行われており，内容はさまざまです。上の子に対しては，両親にとって上の子は大切な存在であり，同じくらいこれから生まれてくる児も大切であることを，紙芝居や絵本，会話を通して伝える，お世話の練習などが行われている。両親に対しては，上の子へのかかわり方や上の子の発達・成長についての知識の普及，親同士の意見交換などが行われている。Sibling Preparationは，上の子と母親及びその家族が新しい家族役割への適応を円滑にできるように促す効果がある[16)〜19)]。

て仲間に入れるように配慮するなどは，きょうだい間の関係構築に大切です。上の子と児の違いを認識させ，兄姉としての立ち位置を徐々に理解できるようにかかわることを説明します。

3　祖父母の新しい家族役割の適応

　祖父母の役割の理解度の確認，育児に対する世代間ギャップの埋め合わせを行い，褥婦と祖父母がお互いに良好な関係を保ちつつ育児が行えるように支援します。祖父母が主なサポート者となる場合は，育児技術獲得に向けての支援も行います。

9 退院に向けての生活調整

　褥婦は，経腟分娩であれば産褥 4～5 日，帝王切開であれば 1 週間程度で退院となります。褥婦と家族が社会資源や周囲の協力を得ながら，自立して子育てと日常生活を送れるような支援が必要です。褥婦と家族が，入院中から退院後の生活を具体的にイメージでき，円滑に退院後の生活に適応ができるよう支援します。

1 アセスメント

　褥婦の全身状態と心理状態，褥婦の性格・理解度・セルフケア能力，知識・技術の習得状況，サポートシステム（家族の協力や社会資源）の視点からアセスメントします。

2 看護計画

▮ 退院診察

　退院診察は退院間近に行い，内診と経腟超音波検査で子宮復古と会陰創部の状態を観察します。

●子宮復古

　子宮復古が順調に進行しているかを確認します。子宮収縮不全の徴候（悪露の量が増える，凝血塊の排出，臭気の増強など）がある場合はすぐに病院に連絡するよう指導します。

●会陰創部

　ひきつれ感が気になる場合は，創部の状態に問題がなければ抜糸を検討します。抜糸後に創部離開が起こる場合もあるため，疼痛の増強がある場合は病院に連絡するように伝えます。排泄後やシャワー時は創部を清潔にすること，局所に圧迫がかからないように注意するように指導します。

▮ 退院指導

　退院指導は，退院後の新しい生活を家族と円滑に開始するために行います。

●活動と休息

　産後の活動は，褥婦の全身の回復状況に応じて徐々に拡大します（表 20）。十分な睡眠，

表20 産後の活動の拡大

産褥経過	活動内容
分娩後2時間まで	子宮収縮不全や大出血が生じやすいため，安静臥床を保つ
分娩後2時間以降	心身の状態に合わせて活動を拡大する。早期離床は，血液循環を促し，悪露の停滞を防ぐ
産褥2週まで	自分の身のまわりのことや児の世話を行い，すぐ横になれる環境をつくる
産褥3週	買い物などの外出や家事をはじめる
産褥4週	非妊時の生活に戻る
産褥6~8週以降	（就労者の場合）職場に復帰する

食事，疲労感，疼痛などを確認し，日常生活動作（ADL）が支障なく行えるように支援します。まずは褥婦の基本的ニーズを満たして，育児を実施できる状態にします。また，退院後の生活環境やサポート者の有無，社会資源の活用予定，日常生活パターンなどから，退院後も休息がとれる環境が整うようにします。退院後の生活のスケジュールを具体的にイメージし，役割分担も入院中に考えることができるようにかかわります。

●授乳指導

褥婦の希望する授乳方法，補足量の検討方法を指導します。授乳に関しては，退院後も母乳外来で助産師の指導を受けられる施設も多いため，次の受診までに必要な知識と技術の提供を行います。

●サポート環境の調整

退院後は育児を行いながらどのように日常生活を送る予定かを確認します。家族内で十分なサポートが得られない場合は，産褥入院など社会資源の活用を検討するように指導します。

●環境調整

部屋の温度や日当たり，ベッドなど児の過ごす環境，衣類，ミルクや哺乳瓶，沐浴関連の育児物品，ペットや上の子の有無など，退院後に児が安全に過ごせる環境が整っているかを確認し，指導します。

●家族計画

生殖器の復古には6~8週間かかります，性生活の再開は，1か月健診で医師の許可を得てから可能となります。月経開始前に排卵が開始される場合もあるため，月経再開前でも妊娠する可能性があることを伝え，避妊指導が必要です。産後初回の月経前に選択できる避妊法はコンドームです。子宮復古の状況により医師が可能と判断すれば，子宮内避妊器具（IUD）やペッサリーも使用できます。経口避妊薬は乳汁分泌を抑制するため，授乳婦は使

用を避けます。

●受診のタイミング

退院後は異常を褥婦・家族が気づいて受診する必要があるため，適切なタイミングで受診できるように指導します（表21）。

●出産に関する書類と手続き

出生届は退院までに病院から渡されます。生後14日以内に，居住地・本籍地または出生地の市区町村に提出します。届け出には，印鑑と母子手帳が必要です。

健康保険の加入は，出生後，速やかに手続きを行います。申請先は所属する保険協会によって異なります。社会保険の場合は勤務先に，国民健康保険の場合は自治体の担当窓口に申請します。健康保険証が届いたら，自治体に子ども医療費助成を受けるための申請をします。

また，児童手当金を受給するためには自治体への申請が必要です。出生の翌日から15日以内に手続きをすると，出生の翌月から支給対象となります。

出産育児一時金は，所属する保険協会に出産した翌日から2年の間に申請し，支給を受けます。直接支払制度を利用する場合は，入院時あるいは入院前までに医療機関に申請します。

なお，母子手帳または妊婦健康診査費用補助券などの別冊に挿入されているはがき「出生連絡票」を提出することで保健師・助産師の家庭訪問を受けることができます。

表21 受診が必要なタイミング

褥婦	• 悪露の量が増えた，鮮血がみられる，凝血塊の排泄など（異常出血） • 38℃以上の発熱，悪露の悪臭の増強，下腹部痛（産褥熱） • 乳房の腫脹，疼痛，発赤，発熱（乳腺炎） • 頻尿，排尿時痛，残尿感（膀胱炎） • 合併症や後遺症の症状増悪
児	• 環境を調整しても持続する37.5℃以上の発熱（感染症） • 黄染の増強，哺乳力・活気の低下（黄疸の増強） • 臍部の化膿，発赤（臍部の感染） • 体重増加不良 • 便の色や性状の異常

引用文献

1) Moore ER, Bergman N, Anderson GC, et al：Early skin-to-skin contact for mothers and their healthy newborn Infants. Cochrane Database Syst Rev, 11 (11)：CD003519, 2016.
2) 杉山隆, 瀧本秀美編：『臨床栄養』別冊 はじめてとりくむ妊娠期・授乳期の栄養ケア リプロダクティブステージの視点から, pp.180-183, 医歯薬出版, 2021.
3) 北村俊則編著：周産期ボンディングとボンディング障害 子どもを愛せない親たち, ミネルヴァ書房, 2019.
4) 江藤宏美編：助産師基礎教育テキスト 2023年版 第6巻, 産褥期のケア/新生児期・乳幼児期のケア, p.108, 日本看護協会出版, 2023.
5) Moldenhauer JS：産後うつ病, MSDマニュアル プロフェッショナル版, 2016. https://www.msdmanuals.com/ja-jp/プロフェッショナル/18-婦人科および産科/産褥の管理と関連疾患/産後うつ病（2022年12月14日）
6) Tokumitsu K, Sugawara N, Maruo K, et al：Prevalence of perinatal depression among Japanese women：a meta-analysis. Ann Gen Psychiatry, 19：41, 2020.
7) 有森直子編：NURSING TEXTBOOK SERIES 看護学II 周産期各論 第2版, 質の高い周産期ケアを追求するアセスメントスキルの習得, p.350, 医歯薬出版, 2020.
8) Albacar G, Sans T, Martín-Santos R, et al：An association between plasma ferritin concentrations measured 48h after delivery and postpartum depression. Journal of Affective Disorders, 131：136-142, 2011.
9) World Health Organization：Mental health. (2019). Mental health：Maternal mental health. https://www.who.int/mental_health/maternal-child/maternal_mental_health/en/（2022年12月14日）
10) 天貫美襧子：同胞葛藤に関する研究-次子出生による長子の反応と親の養育態度との関連, 大阪教育大学紀要 第II部門社会科学・生活科学, 32 (2-3)：145, 1984.
11) 江守陽子：第二子出産後の母親の二児に対する養育比率と第一子に対する態度の変化, 母性衛生, 42 (1)：60-67, 2001.
12) Stewart RB, Mobley LA, Van Tuyl SS, et al：The firstborn's adjustment to the birth of a sibling：a longitudinal assessment. Child Development, 58 (2)：341-355, 1987.
13) Trause MA, Voos D, Rudd C, et al：Separation for childbirth：The effect on the sibling. Child Psychiatry and Human Development, 12 (1)：32-39, 1981.
14) Tokumitsu K, Sugawara N, Maruo K, et al：Prevalence of perinatal depression among Japanese men：a meta-analysis. Annals of General Psychiatry, 19 (1)：65, 2020.
15) Edward KL, Castle D, Mills C, et al：An Integrative Review of Paternal Depression. American Journal of Men's Health, 9 (1)：26-34, 2015.
16) 須藤宏恵, 片岡弥恵子：第2子妊娠中から産後にかけての母親の第1子に対する気持ちとかかわりの変化：新しい家族を迎えるためのクラス参加前後に焦点をあてて, 聖路加看護学会誌, 11 (1)：19-28, 2007.
17) 片岡弥恵子, 須藤宏恵, 永森久美子, 他：幼児と妊娠中の母親および家族への性の健康クラスの影響—クラスに参加した母親の気持ちと家族の反応の変化から—, 日本助産学会誌, 22 (2)：158-169, 2008.
18) Fortier JC, Carson VB, Will S, et al：Adjustment to a Newborn. Journal of Obstetric, Gynecologic, & Neonatal Nursing, 20 (1)：73-79, 1991.
19) Johnsen NM, Gaspard ME: Theoretical foundations of a prepared sibling class. Journal of Obstetric, Gynecologic, & Neonatal Nursing, 14 (3)：237-242, 1985.

参考文献

・堀内成子編：パーフェクト臨床看護実習ガイド 母性看護, 第2版, 照林社, 2017.

第4章

新生児のアセスメントとケア技術

新生児とは出生後 28 日未満の乳児をいい，そのなかでも生後 7 日未満の児を早期新生児といいます。早期新生児期は，子宮内で母体に依存していた生活から子宮外生活への移行時期です。子宮内環境から子宮外環境への生理的適応が行われるため，子宮外生活への適応及び順調な成長・発達や母子・家族関係の確立の重要な時期です。

新生児は，分娩という大きなストレスを受けて娩出されます。そのため，出生直後の子宮外生活への適応を促すためのケアを適切に行わないと正常から逸脱しやすく，低体温や低血糖などを容易に引き起こします。出生直後のアセスメントを的確に行い，必要な看護ケアを提供することは，新生児の適応を促し，今後の順調な成長・発達を促す意味で重要です。特に出生直後から 6～12 時間は子宮外生活への適応期であり，入念な観察が必要となります。

出生直後の新生児は，適応過程で特有の生理的・行動的変化を示します。新生児の適応過程は，①反応第Ⅰ期（生後 15～30 分間），②安静期（生後 30 分～2 時間），③反応第Ⅱ期（生後 2～6 時間）を経て，生理的に安定した時期を迎えます。本章では，出生直後のアセスメント・計画については反応第Ⅰ期と安静期を，入院中のアセスメント・計画については反応第Ⅱ期を含む早期新生児期としてとらえて記述します。

1 出生直後のアセスメント

1 呼吸のアセスメント

胎児の肺サーファクタントは在胎 26 週頃に肺胞表面のⅡ型上皮細胞から分泌されはじ

め，在胎 34 週頃には十分な量が分泌されるようになります。肺サーファクタントは，出生後に空気と接触する肺胞の液層の表面にリン脂質の膜を形成することで肺胞の虚脱を防止し，肺胞は呼気時にもある程度膨らんだままの状態を維持できることになります。したがって，肺サーファクタントが出生前に十分に分泌されていることで，新生児はガス交換に必要な機能的残気量を維持できるといえます。

　経腟分娩の場合は，産道を通過する際に胎児の胸郭が圧迫されることで肺水が排出されます。出生後，啼泣することにより肺水がなくなったスペースに空気を引き込むことで第一呼吸が始まり，続く呼気が第一啼泣になります。これによって呼吸運動が確立します。肺胞に残った肺水は，呼吸と啼泣により肺胞表面の毛細血管と間質から押し出され，生後約 6 時間で徐々に吸収されます。

　肺水に代わって肺胞が 21% の酸素を含む空気で満たされると，肺胞を囲む血管に酸素が拡散できるようになります。これによって血中の酸素濃度が上昇し，肺血管抵抗は低下し，同時に動脈管が収縮しはじめ，新生児循環への移行が起こり，身体全体の組織に酸素が運搬されるようになります。このような呼吸運動によってもたされる変化は最初の数分以内に起こりはじめますが，すべての過程が終了するには数時間，数日といった時間を要することがあり，新生児の呼吸は不安定となりやすいといえます（表 1）。

2　循環のアセスメント

　第一呼吸及び胎盤の途絶により，胎児循環から新生児循環への移行が始まります（図 1）。

　まず，空気による肺胞拡張と肺呼吸に伴い血中酸素分圧が上昇すると，肺組織の血管が弛緩し，肺血管抵抗が急速に低下して血液が一気に肺に流入します。肺血流量が増加すること

表 1 **新生児の呼吸の特徴**

- 呼吸回数はおよそ 40～60 回/分。60 回以上は多呼吸
- 横隔膜優位の**腹式呼吸**が主体
- 肺ガス交換面積が小さく，1 回換気量が少ないため呼吸数が多い
- ガス交換の能力に余力がないため，容易に多呼吸となり，呼吸不全となる
- 気道が細く，組織が脆弱であるため，容易に無気肺や肺気腫を引き起こす
- 胸郭が軟らかく，呼吸筋の力が弱いため，呼気に十分な陰圧をつくれず，呼吸不全に陥りやすい
- 呼吸調節機能が未熟
- 胎児ヘモグロビンが多いため，組織で酸素を十分に離さず，低酸素状態になりやすい
- 強制的鼻呼吸のため，分泌物による鼻閉があると呼吸が抑制される
- 10 秒以内の呼吸休止で徐脈やチアノーゼを伴わない場合は生理的なものであり，治療は必要ない
- 20 秒以上続く呼吸停止，あるいは 20 秒未満でも 100 回/分以下の徐脈，チアノーゼを伴う場合を**無呼吸発作**という。不可逆的な心停止や神経学的予後に影響するため，低酸素状態を予防することが重要

図1 胎児循環と新生児循環

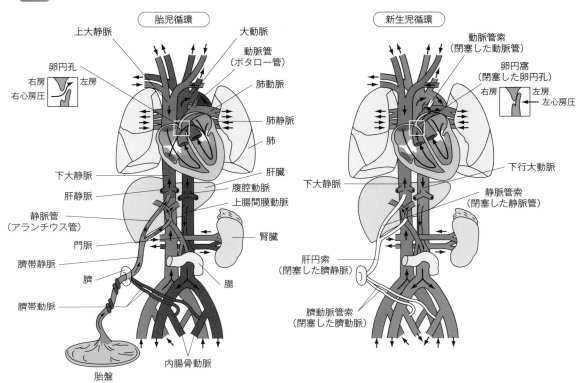

胎児循環

上大静脈
大動脈
動脈管
（ボタロー管）
肺動脈
卵円孔
右房
右心房圧
左房
肺静脈
肺
下大静脈
肝臓
腹腔動脈
肝静脈
上腸間膜動脈
静脈管
（アランチウス管）
門脈
腎臓
臍帯静脈
臍
腸
臍帯動脈
内腸骨動脈
胎盤

新生児循環

動脈管索
（閉塞した動脈管）
卵円窩
（閉塞した卵円孔）
右房
左房
左心房圧
下行大動脈
下大静脈
静脈管索
（閉塞した静脈管）
肝円索
（閉塞した臍静脈）
臍動脈管索
（閉塞した臍動脈）

COLUMN

新生児一過性多呼吸（transient tachypnea of the newborn：TTN）

　出生時の肺水の吸収が何らかの原因で遅れ，肺胞内に肺水が多く残存するために1回換気量が低下し，代償的に多呼吸，呻吟，陥没呼吸，チアノーゼを呈するものをいう。早産や陣痛発来前の帝王切開，骨盤位分娩，胎児機能不全，新生児仮死，糖尿病母体児に起こりやすい。多くは酸素投与のみで改善する。一般に症状は軽度で，多くは48〜72時間以内に自然回復する。

COLUMN

呼吸窮迫症候群 （respiratory distress syndrome：RDS）

　早産などにより肺サーファクタントが欠乏していると，出生後一度膨らんだ肺胞は虚脱し，再び肺胞を開くために高い圧を必要とし続ける。これにより呼吸筋が疲労し，呼吸不全に陥る。リスク因子には早産児，低出生体重児，糖尿病母体児，陣痛発来前の帝王切開，双胎第2子があげられる。多呼吸，陥没呼吸，呻吟，チアノーゼなどの呼吸窮迫症状を呈し，治療としてサーファクタント補充療法，呼吸補助療法，人口呼吸器管理，酸素投与などによる適切な換気と酸素化を行う。低出生体重児の場合は保温，保湿，輸液などの全身管理が重要となる。

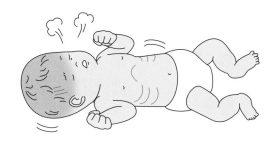

COLUMN

胎便吸引症候群 （meconium aspiration syndrome：MAS）

　胎児が子宮内で低酸素状態にさらされると，迷走神経反射により羊水内に胎便を排泄する。子宮内でのあえぎ呼吸または出生後の第一呼吸において，児が胎便を含む羊水を吸引することにより，胎便が気道内に吸収されると，気道の閉塞や炎症，肺サーファクタントの不活化が起こり，無気肺や肺気腫，化学性肺炎による一連の呼吸障害をきたす。症状は呼吸窮迫症状，胸郭膨隆，チアノーゼなどで，排便反射が確立した正期産児や過期産児にみられる。治療は気道吸引，酸素投与，人工呼吸器管理，気道洗浄などで，軽症から中等症例は数日から1～2週間の人工呼吸器管理や酸素投与で改善する。

で，肺静脈を通って左心房に入る血流が増加する一方で，胎盤からの血流は途絶し下大静脈と右心房の血流が減少します。それによって右心房圧よりも左心房圧が大きくなることから圧力差により卵円孔の膜様の弁が閉じ，生後数分で機能的に閉鎖します。血液の高い酸素分圧や胎盤から分泌されるプロスタグランジンの供給の中断により動脈管は収縮し，閉鎖します。酸素分圧の上昇とプロスタグランジンの減少に反応して，静脈管は生後5～10分で収縮します。また臍帯血流が途絶えることにより二次的にも閉鎖します。肺呼吸の開始と胎盤血流の途絶により，胎児循環が終了します。

　臍帯動脈を流れる血液は出生時の児の低酸素状態を評価できる指標となることから，臍帯血液ガス分析を確認します。この評価によって分娩中の胎児酸素化が障害されていなかったことの証明ができるため，分娩管理の妥当性を証明するために可能な限り臍帯動脈血を採取し，評価，記録することが望ましいといわれています[1]。出生時仮死のない児に発症する脳性麻痺のほうが，重症仮死に起因する脳性麻痺より実数は多いため，仮死のない児においても記録を残しておくことが重要となります。また早産児や低出生体重児ではアプガースコアが低値を示すことが多いため，臍帯血液ガス分析は新生児仮死の重要な指標となりえます。標準値は pH＝7.15～7.38，PCO_2＝32～68，HCO_3＝15.4～26.8，BE＝−8.1～0.9です[2]。pH が 7.1 未満の場合は注意深い観察または小児科医師など新生児エキスパートへの相談を考慮します[2]。

　新生児が何となく活気がない，皮膚色が優れない，あるいは無呼吸や多呼吸などの所見を呈した場合，異常の可能性を考慮し，鑑別を進めます（表2）。その背景には感染症，低血糖，先天性心疾患，消化器疾患，溶血性疾患，代謝異常症などが存在している可能性があります。

　出生直後の新生児のケアは，必要な心肺蘇生法を効果的に行うために，アルゴリズム（NCPR アルゴリズム，https://www.ncpr.jp/guideline_update/pdf/ncpr_algorithm 2020.pdf）[3] に従って実施します。蘇生が必要かどうかのポイントは，早産児，弱い呼吸・

表2 新生児の循環の特徴

- 心拍数の正常値は 110～160 回/分。深睡眠では 100 回/分以下になることもあるが，80 回/分未満は再検する
- 出生直後は**機能的心雑音**が高頻度に聴取される。生後 2 日までの雑音は一過性のことも多い。心雑音がある場合は，呼吸状態，チアノーゼの有無，SpO_2 値などを確認し，小児科医に報告する
- 新生児は血液中の酸素不足によって皮膚色が暗赤色を呈する**チアノーゼ**を起こすことがある。**中心性チアノーゼ**は顔面や体幹にみられ，低酸素症を示唆する所見となる。正常新生児でも出生直後にみられることがあるが，通常生後 10 分までには消失し，それ以上続く場合は異常と判断する。中枢性呼吸抑制，呼吸器疾患，チアノーゼ性心疾患に多くみられる。**末梢性チアノーゼ**は正常新生児でも手掌や足底に生後数時間～数日みられることがあるが，低体温による末梢の循環が滞ったもので病的なものではない

COLUMN

新生児仮死

　子宮内から子宮外への環境の変化において何らかの要因で呼吸・循環の移行に問題が生じ，低酸素・虚血により細胞レベルでのガス交換が著明に障害されることで生じる多臓器不全をきたしたものを指す。出生時はアプガースコアを指標とする。呼吸抑制やチアノーゼ，筋緊張の低下等の症状がみられ，低酸素血症から低酸素性虚血性脳症，心不全，腎不全，DIC などの多臓器不全に進展することがある。大半の新生児仮死では障害が残らないといわれているが，重度の新生児仮死や低酸素性虚血脳症では障害が残ることがある。

啼泣，筋緊張低下の３点で確認します。この３つすべてを認めない場合は臍帯結紮と切断を行い，ルーチンケア（保温，気道確保，皮膚乾燥）を行います。その後，母親と確認しながら母子標識を新生児の手首か足首に装着します。

3　アプガースコアのアセスメント

　出生直後の評価はアプガースコア（表3）で観察します。評価は出生後１分と５分の時点で行います。１分値は児の出生時の状態を反映し，５分値は児の予後と相関を示します。

表3 アプガー（APGAR）スコア

	0点	1点	2点
Appearance（Skin color）皮膚色	全身蒼白	体幹ピンク 四肢チアノーゼ	全身ピンク
Pulse rate 心拍数	なし	100 回/分未満	100 回/分以上
Grimace（Reflex irritability）反射	反応なし	顔をしかめる	啼泣
Activity（Muscle tone）筋緊張	だらりとしている	いくらか四肢を曲げる	四肢を活発に動かす
Respiration（Breathing）呼吸	なし	弱々しい	啼泣・良好

合計点は8〜10点が正常，7〜4点が軽度仮死，3〜0点が重度仮死と判定します。合計点が8点未満の場合は，8点以上になったのが生後何分後かを記録しておきます（7〜10点を正常とする場合[1]もあります）。ただし，早産児の場合は筋緊張や反射が正期産児よりも弱いため，仮死でなくても低スコアとなることがあります。

呼吸状態は，経皮酸素飽和度や経皮酸素分圧モニターなどの情報とあわせて総合的に判定します。酸素飽和度を測定するプローブは，出生時，酸素飽和度の高い心臓左室から駆出された血液が反映されるように右上肢に巻くことが推奨されています。出生直後の酸素飽和度は低値であることが多いですが，呼吸が確立されることで上昇します。

4 体温のアセスメント

新生児の体温の正常値は腋窩温で36.5〜37.5℃です。深部温（直腸温）は外気からの影響を受けにくいため，低体温の場合は深部温での同時測定を検討します。出生直後の新生児は環境温の影響で四肢末端に冷感が生じやすいといえます。低体温になると呼吸・循環動態の異常のみならず，電解質異常，低血糖，血小板減少，凝固異常が誘発されます。とくに早産児・低出生体重児にはこれらの傾向が強いといえます。環境温が低すぎる，または高すぎる場合，体温維持のため熱生産や酸素消費量が増大します。酸素消費量が最も少なくてすむ環境温を中性温度環境といいます。中性温度環境は児の出生体重と在胎週数で変化し，出生体重が少ないほど，また在胎週数が短いほど高くなります。個々に最適な温度環境は至適温度環境といいます。中性温度環境と至適温度環境は一致しないこともあります。新生児の主たる熱源は非ふるえ熱産生で，褐色脂肪細胞が新生児にとっての熱源となります。褐色脂肪細胞は肩甲骨・脊柱・腎周囲に多く分布しています。

5 代謝のアセスメント

出生に伴い臍帯が切断されると母体からのグルコース供給が途絶え，出生や子宮外適応のために高いエネルギー消費が起きることで糖代謝が亢進し，生理的に血糖値が生後1時間前後で最低値となります。一度減少した血糖は生後3時間までに自身で備えていた糖により増加し，血糖値は上昇し安定します。低血糖の明確な基準はありませんがBS（血糖値）<40 mg/dLを目安に治療を開始します。

低血糖の症状は，中枢神経系の障害として，哺乳緩慢，活動性低下，筋緊張低下，無呼吸，傾眠傾向，異常な啼泣，易刺激性，痙攣などがあります。交感神経系症状としては皮膚蒼白，多汗，多呼吸，頻脈または徐脈，チアノーゼがありますが，いずれも無症候性に経過することが多いといわれています。症状が出現してから低血糖と診断するのでは遅いため，

低血糖のリスクのある糖尿病母体児，巨大児，低出生体重児，早産児，胎児発育不全，新生児仮死，呼吸不全などがある場合は生後2時間以内に血糖をチェックし，以後少なくとも生後24時間までの間に数回，血糖のチェックを行います。

6 形態的成長・発達のアセスメント

　出生時には身体計測を行って形態的成長を判断します。身長は，骨格や筋の発育状態の指標になります。体重は，在胎週数に見合った体重か確認します。出生体重は，子宮内環境の判断指標や今後の生理的体重減少の指標となり，看護方針の決定をするために重要です。頭位は脳の発育を示唆し，胸囲は胸郭や胸腔内臓器の成長・発達を推定する指標となりえます。それぞれの項目については，在胎週数別標準曲線（図2）と照らし合わせて10パーセンタイル未満もしくは90パーセンタイルを超えていないかの確認も行います。

　出生体重別分類では1,000g未満の児を超低出生体重児，1,500g未満の児を極低出生体重児，2,500g未満の児を低出生体重児，4,000g以上の児を巨大児，4,500g以上の

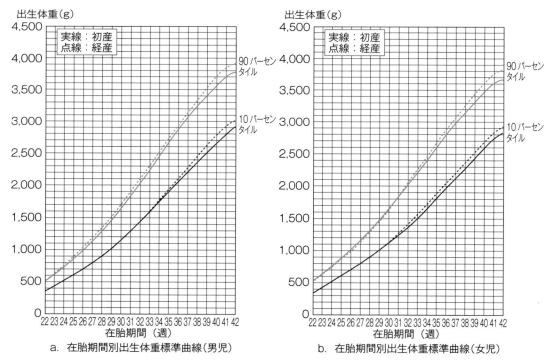

図2 在胎期間別出生体重標準曲線

a. 在胎期間別出生体重標準曲線（男児）　　　b. 在胎期間別出生体重標準曲線（女児）

（日本小児科学会新生児委員会：新しい在胎期間別出生時体格標準値の導入について．日本小児科学会雑誌，114（8）：1271-1293，2010．を一部改変）

低出生体重児・早産児

在胎期間が短いほど，また出生体重が軽いほど，無呼吸発作，呼吸窮迫症候群，慢性肺疾患，動脈管開存症，壊死性腸炎，脳室内出血，低/高血糖，核黄疸，敗血症などの重篤な感染症，未熟児網膜症，難聴などの発症率や重症度が高くなる。母体糖尿病などの他の危険因子が重なる場合には，より一層注意が必要となる。

新生児の成熟度は，外見的な所見として．皮膚（未熟な場合は皮膚が薄く，背中全体に毳毛がある），耳介（未熟な場合は平坦で辺縁の巻き込みが少ない），乳房（未熟な場合，乳頭と乳輪の境界がわかりにくい），外性器（男児の場合，精巣が下降し，陰嚢にしわがある，女児の場合大陰唇が発達し，小陰唇と陰核を覆っていると成熟），足底（切れ込みのある深いしわがあると成熟），筋緊張がある，WM型の良肢位である等でも判定できる。

児を超巨大児と分類します。

在胎週数による分類では，在胎週数22週～28週未満の児を超早産児，22週～37週未満の児を早産児，37週～42週未満の児を正期産児，在胎週数42週以降の児を過期産児と分類します。出生時の在胎週数は児の成熟度を表し，児のリスクや予後を推測するうえで非常に重要な指標となります。

新生児の予後をアセスメントする際に，在胎週数と出生体重は重要な指標となります。また出生体重が同じであっても，正期産児と早産児ではリスクが異なるため，必要なケアが異なります。出生時の分類を行って，以後のリスクをアセスメントすることは非常に重要です（図3）。

成熟度の評価は，出生後状態が安定したらできるだけ早期に，ファー（Farr）の新生児臨床的成熟スコア，もしくはNew Ballardスコア（表4）を実施します。New Ballardスコアは神経筋及び身体の各項目の点数を加算して総合点を出し，在胎週数を算出します。

正常新生児における良肢位は上肢がW型，下肢はM型で，肘，膝いずれかが床から浮いています。良肢位を保っているかどうかを素早く確認します。

図3 在胎期間と出生体重による分類

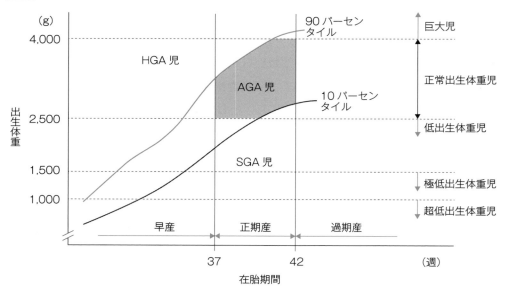

（有森直子編：NURSING TEXTBOOK SERIES 看護学Ⅱ 周産期各論 第2版，質の高い周産期ケアを追求するアセスメントスキルの習得，p.366，医歯薬出版，2020．）

7 分娩外傷・先天異常のアセスメント

　分娩の過程において自然または人工的操作によって発生した分娩外傷があるかを確認します。分娩様式によって起こりうる分娩外傷は異なり，経腟分娩（頭位）では産瘤，頭血腫など，経腟分娩（骨盤位）では上腕骨骨折，上腕神経叢麻痺，性器の腫れと皮下出血など，吸引分娩では頭血腫，帽状腱膜下血腫など，鉗子分娩では頭血腫，頭蓋骨骨折，顔面神経麻痺，耳介損傷，声帯麻痺など，帝王切開分娩では子宮壁切開時の切創などが起こりえます。股関節脱臼についても確認します。

　出生時に外表奇形，先天異常があるかを確認します。出生時にすでに認められる場合と，形態的・機能的異常が潜在する場合があります。生命に直接かかわる先天異常の有無や，母児対面に支障となる外表奇形の有無について，素早く確認します。背骨に沿った膨隆の有無，口唇裂を合併しない単独の口蓋裂，鎖肛，外性器の異常などは，特に注意を要します。2021年度の外表奇形等統計調査[4]では，出生数の3.34％に外表奇形等があり，もっとも多いのは心室中隔欠損で，順に耳瘻孔，ダウン症候群，動脈管開存，心房中隔欠損，口唇・口蓋裂，18トリソミー症候群であると報告されています。

表4 New Ballard スコア

a. 神経学的所見

	−1	0	1	2	3	4	5
姿勢							
手の前屈角（手首）	>90度	90度	60度	45度	30度	0度	
腕の戻り		180度	140〜180度	110〜140度	90〜110度	<90度	
膝窩角	180度	160度	140度	120度	100度	90度	<90度
スカーフ徴候							
踵→耳							

b. 外表所見

	−1	0	1	2	3	4	5
皮膚	湿潤しているもろく，透けてみえる	ゼラチン様紅色で半透明	滑らかで，一様にピンク静脈が透けてみえる	表面の剝奪または発疹静脈はわずかにみえる	表皮の亀裂体の一部は蒼白静脈はほとんどみえない	厚く，羊皮紙様深い亀裂血管はみえない	なめし革様亀裂しわが多い
うぶ毛	なし	まばら	多数密生	うすくまばら	少ないうぶ毛のない部分あり	ほとんどない	
足底表面	踵からつま先40〜50 mm：−1<40 mm：−2	踵からつま先>50 mm					
足底部のしわ		なし	かすかな赤い線	前1/3にのみ	前2/3にあり	全体にしわ	
乳房	わからない	かろうじてわかる	乳輪は平坦乳腺組織は触れない	乳輪は点刻状乳腺組織は1〜2 mm	乳輪は隆起乳腺組織は3〜4 mm	完全な乳輪乳腺組織は5〜10 mm	
眼/耳	眼裂は融合しているゆるく：−1固く：−2	眼裂開口している耳介は平坦で折り重なったまま	耳介にわずかに巻き込みあり軟らかく折り曲げるとゆっくり元に戻る	耳介に十分な巻き込みあり軟らかいが折り曲げるとすぐに元に戻る	耳介に十分な巻き込みあり硬く，折り曲げると瞬時に元に戻る	耳介軟骨は厚く耳介は十分な硬さあり	
性器（男児）	陰囊部は平坦で表面はなめらか	陰囊内は空虚陰囊のしわはわずかにあり	睾丸は上部鼠径管内陰囊のしわはわずかにあり	睾丸は下降陰囊のしわは少ない	睾丸は完全に下降陰囊のしわは多い	睾丸は完全に下降し，ぶらさがる。陰囊のしわは深い	
性器（女児）	陰核は突出陰唇は平坦	陰核は突出小陰唇は小さい	陰核は突出小陰唇はより大きい	大陰唇と小陰唇が同程度に突出	大陰唇は大きく小陰唇は小さい	大陰唇が陰核と小陰唇を完全に覆う	

評点	
スコア	週数
−10	20
−5	22
0	24
5	26
10	28
15	30
20	32
25	34
30	36
35	38
40	40
45	42
50	44

(Ballard JL, Khoury JC, Wedig K, et al : New Ballard Score, expanded to include extremely premature infants, J Pediatr, 119 (3) : 417-423, 1991.)

出生直後の看護計画

1 保温（熱喪失の防止）

　出生直後は濡れた体表から体温が奪われるため，徹底して羊水や血液を速やかに除去し，蒸散による熱の喪失を防止します。インファントラジアントウォーマーで温めたタオルで押し拭きをしながら，羊水を拭き取ります。タオルが濡れていると体温が喪失されるため，温かい乾いたタオルを複数枚用意します。新生児室の望ましい温度は25℃前後，湿度は40～60％であり，対流による熱喪失を避けるために気流をつくらないようにします。新生児の熱喪失には伝導，対流，輻射，蒸散（表5）があり，それぞれ予防的に看護を行います。

　新生児は体積当たりの体表面積の割合が成人に比して大きく（3倍），さらに皮下脂肪が薄いため，外気に対する絶縁効果が低下しています。出生直後は新生児にとって低温環境に置かれ，体表から気化熱が奪われやすい状態です。そのため，新生児が最低の酸素消費量で体温維持できる中性温度環境を維持します。中性温度環境は出生体重によって異なり，出生体重が少ないほど高くなります。胎脂には保湿作用と抗菌作用があり，新生児の皮膚表面の感染防御に効果があるため，除去しません。

表5 新生児の熱喪失の機序と看護方法

熱喪失	機序	看護
伝導	温かい物から冷たい物へと皮膚に触れる物の表面へ熱が伝わる	児に触れるリネンを温める 聴診器などの器具類を温める 看護師の手を温める
対流	体表上の空気の温度と気流の動きによって，体温よりも低い温度の空気中に熱が奪われる	保育器の開閉を最小限にする ケアをまとめて行う
輻射	皮膚温と環境温の表面温度との差によって皮膚から周囲の環境へ熱が移る	保育器への収容，帽子の着用など外気に触れやすい場所を最小限にする
蒸散	皮膚・呼吸粘膜・肺からの不感蒸泄	水分を素早く拭く 沐浴は児の体温が安定するまで行わない

2 バイタルサイン測定

　子宮外生活適応への評価，異常の早期発見のために行います。体温は36.5～37.5℃に維持されているか，心拍数は110～160回/分で安定しているか，心拍のリズム不整，心雑音はないかを確認します。出生直後は胎児循環から新生児循環へと変化する時期です。動脈管は解剖学的閉鎖ではなく機能的閉鎖となり，肺動脈もやや狭窄傾向があるために，心基部から肺動脈弁口にかけて一過性の心雑音が生じる場合があります。ただし，心雑音が機能的閉鎖による雑音とは限らないため，心音の強弱，リズムなどの聴診を行います。呼吸は40～60回/分で安定しているか，無呼吸や呼吸障害はないかを確認します。出生直後は，胎盤を経由する呼吸から肺呼吸へ移行するため，異常呼吸を生じやすい時期です。母体にリスクがなく正常な分娩で出生し，生後2時間の子宮外適応が順調であれば，以後のバイタルサインの測定回数は3回/日，その後1日1回と新生児の経過や状態にあわせて測定します。

3 母子標識

　新生児の取り違え防止，災害時の母子識別のために実施されます。新生児をケアする際などには標識を確認し，間違えのないようにします（図4）。

図4 母子標識

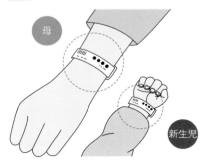

4 早期母子接触

　出生直後から最初の授乳終了までの期間は生理的，行動的な感受期と考えられており，生物学的基本ニーズを確実に満たすための神経行動が誘発されるなどの利点から，特に早期母子接触を行うことが推奨されています。早期母子接触は，身体を拭いた裸の児を直接うつぶせ寝で母親の胸に抱かせて行います。バスタオルなどで保温に留意して実施します。

　一方で，早期母子接触実施中における急変事例が報告されています。第2部第2章の表

5 の目安を確認し，実施は急変時に素早く対応できる環境下で行います（p.81 参照）。

5 予防的抗菌薬点眼

　出生直後（1 時間以内）の児（帝王切開分娩時を含む）に対して，産道感染による淋菌性結膜炎を予防するために予防的抗菌薬を点眼します。下眼瞼の結膜を十分に露出させ，両眼に抗菌薬もしくは眼軟膏（0.5％エリスロマイシン眼軟膏）を塗布します。クラミジア結膜炎についての予防効果は否定されており，妊婦スクリーニングによる母体治療が有効とされています[5]。

6 臍処置

　臍処置は，臍断面及び臍部からの感染予防のために，臍帯脱落までアルコールやヨード剤等による消毒を行います。消毒を行わず，乾燥のみとする場合もあります。臍クリップは臍帯が乾燥したことを確認してから外します（通常，出生後 24 時間程度）。湿潤環境をつくらないよう，自然乾燥させます。

③ 入院中のアセスメント

　新生児は環境に依存して発育，成長します。出生直後の環境的・身体的変化を経て徐々に呼吸循環動態は安定しますが，その後に生じてくる子宮外生活への適応のためのさまざまな変化は，以後も続きます。それらの変化が正常の範囲なのか，正常を逸脱しつつあるのかをアセスメントし，正常から逸脱させないための予防的看護ケアが重要となります。また新生児の生活は退院後も続きます。次回健診時までに想定される児の変化を母親に伝え，退院後の家庭生活でのスムーズな育児への移行を促進させる看護ケアが必要となります。

1 バイタルサインのアセスメント

　呼吸数（40〜60 回/分）や肺音，呼吸の型，SpO_2（96％以上）を確認します。新生児の呼吸は腹式呼吸，鼻呼吸です。多呼吸（60 回/分以上：1 回換気量の不足を数で補い，分時換気量を保つために起こる）や無呼吸発作（20 秒以上続く呼吸停止，もしくは 20 秒

以内であってもチアノーゼや徐脈を伴う），陥没呼吸（気道狭窄や肺の膨らみが悪い場合に1回換気量を増やすために起こる），鼻翼呼吸，シーソー呼吸，呻吟（声帯を閉じて気道の陽圧を高め，末梢気道の虚脱を防ぐために起こる）などの有無に注意し，出生直後になかった異常がある場合は感染症や先天性心疾患を考慮します。

心拍数（110〜160回/分），心音（特に心雑音の有無に注意する），チアノーゼの有無・種類を確認します。生後2〜3日経っても心雑音が持続する場合や，出生直後にはなかった心雑音が聴こえる場合は，聴取部位，心雑音の大きさ，音質，SpO_2値，全身状態等を精査します。安静時に顔面，口唇や体幹に見られる中心性チアノーゼは，低酸素血症や心疾患が疑われるため注意します。四肢末端や口唇周囲に見られる末梢性チアノーゼは生後2〜3日で消失します。

皮膚温（36.5〜37.5℃）が正常値を逸脱している場合には，冷感や脱水（同時に哺乳状態・排泄状況を確認する），感染徴候を確認します。新生児は外環境の影響を受けやすく，哺乳後，啼泣後なども体温が上昇・下降しやすいといえます。体温が正常から逸脱している場合は環境や衣服を調整し，約30〜60分後に再度測定します。

2 神経学的所見のアセスメント

神経学的所見は，分娩の影響がなくなる24時間以降に行います。出生直後に行うファーの新生児臨床的成熟スコア11項目計35点とデュボヴィッツ法の神経学的観察所見による評価10項目計35点をあわせて，デュボヴィッツの回帰方程式　y（在胎週数）＝0.2642x（総合得点）＋24.595に当てはめて在胎週数としての評価を行います。

3 黄疸のアセスメント

新生児と黄疸

黄疸とはビリルビンによる皮膚の黄染であり，生理的な現象としてすべての新生児に出現します。ビリルビンは老化赤血球の破壊によって生じたヘモグロビンの代謝産物です。脾臓で間接ビリルビンとなり，血管でアルブミンと結合して肝臓に取り込まれます。肝臓でグルクロン酸転移酵素により抱合され，水溶性の直接ビリルビンになって能動輸送により胆汁中へ排泄されます。胆汁として腸管に排泄された直接ビリルビンは腸内細菌によってウロビリンやウロビリノーゲン，ステルコビリンに変えられ，大部分は便中に排泄されます。

胎児はグルクロン酸抱合能が未熟であり，大部分の間接ビリルビンは胎盤を通って母体の肝臓で処理されています。そのため，血中に間接ビリルビンとして長くとどめておくことがビリルビン代謝には有利であり，そのための2つの機構が働いています。まず肝臓のグル

クロン酸抱合系の活性を低く保ち，間接ビリルビンを直接ビリルビンに変えることなくとどめておくこと，もう1つはグルクロン酸抱合されて腸管に排出された直接ビリルビンを腸管粘膜中のグルクロン酸分離酵素によって間接ビリルビンに戻し，腸管から吸収します。これを腸肝循環といいます（図5）。

　新生児は生理的に多血であることに加え，肝機能が未熟でビリルビンの処理が十分にできないこと，グルクロン酸転移酵素の活性が低いために腸肝循環が活発であることから，生理的黄疸が出現します。生理的黄疸は通常，出生後2～3日で起こり，ピークは出生後4～5日で，出生後7～10日で徐々に消失していきます。血清総ビリルビン値が5～6 mg/dLになると，一般に可視的黄疸として認識できます。まず顔面や眼球が黄色くなり，次第に躯幹・四肢へと広がります。15 mg/dL以上になると手掌・足底にまで至るため，足底の黄染は黄疸が強度であることを示します。黄疸が生理的範囲を逸脱していないか，肉眼的黄疸観察（クラマー法），経皮ビリルビン測定，採血による血清ビリルビン値で観察します。

　同時に，黄疸発症の時期（生後24時間以内に見られる早発黄疸は主に溶血性疾患が原因で，生後2週間以上続く遷延性黄疸は母乳性のものや他の疾患との関連がある場合がある），

図5 黄疸のメカニズム

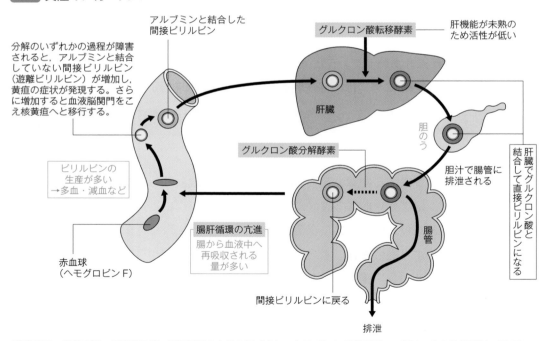

アルブミンと結合した間接ビリルビン

グルクロン酸転移酵素 — 肝機能が未熟のため活性が低い

分解のいずれかの過程が障害されると，アルブミンと結合していない間接ビリルビン（遊離ビリルビン）が増加し，黄疸の症状が発現する。さらに増加すると血液脳関門をこえ核黄疸へと移行する。

肝臓

胆のう

グルクロン酸分解酵素

肝臓でグルクロン酸と結合して直接ビリルビンになる

胆汁で腸管に排泄される

ビリルビンの生産が多い→多血・減血など

腸肝循環の亢進 腸から血液中へ再吸収される量が多い

腸管

赤血球（ヘモグロビンF）

間接ビリルビンに戻る

排泄

（茅島江子，村井文江，細坂泰子編：看護判断のための気づきとアセスメント 母性看護，p.301，中央法規出版，2022. を一部改変）

哺乳量，嘔気や嘔吐の有無，活気，排泄状況（尿・便回数や性状），神経症状（嗜眠傾向，筋緊張，易刺激性）の有無を確認します。また正常から逸脱するリスク（血液型不適合や遺伝性溶血性疾患などの溶血性疾患，頭血腫や帽状腱膜下出血などの血管外の血液貯留，消化管の通過障害や哺乳不足などの消化管からのビリルビンの吸収亢進，先天性胆道閉鎖症や拡張症などの肝臓におけるビリルビン処理の減少，その他，敗血症や低出生体重児，母体糖尿病など）がないかを確認します。母乳性黄疸は完全母乳の場合に生後2〜3週頃まで続くことがありますが，通常，予後は良好であり，母乳を中断する必要はありません。ただし，他の疾患による遷延性黄疸でないことを十分に確認します。

病的な黄疸

ビリルビン値が正常の範囲を超えて高いものを病的黄疸または高ビリルビン血症といいます。高ビリルビン血症は，Rh式血液型不適合の場合に起こることがあります。Rh（−）の母体がRh（−）の胎児を異物と認識し，抗体をつくることにより引き起こされます。そのため，妊娠28週頃と分娩72時間以内の2回，母親にRho（D）免疫グロブリン製剤を注射して予防します。母親がO型で胎児がA型またはB型であるABO式血液型不適合の場合にも高ビリルビン血症を生じる可能性がありますが，Rh式血液型不適合の場合に比べて軽症であることがほとんどです。生後24時間以内に出現する早発黄疸，血清ビリルビン値が正常域の上限を超える重症黄疸，生後2週間を超えて肉眼的な黄疸が続く遷延性黄疸があります。前述のように，新生児には生理的黄疸が起きやすい機序がありますが，さらにビリルビンの増加に伴う生理的な適応過程に病的要素（血液型不適合などの溶血や頭血腫，帽状腱膜下血腫などの閉鎖性出血によるビリルビンの産生過剰，ビリルビンの処理能力低下など）が加わると，高ビリルビン血症となります。

病的な黄疸かどうかは在胎週数，体重，ビリルビン値，発症時期や上昇の程度を参考に判断します（表6）。病的な黄疸には光線療法やアルブミン療法・交換療法が行われます[6]。光線療法は日齢，出生体重による基準線を越えた場合に開始し，その日齢における開始基準よりビリルビン値が2〜3mg/dL低下した場合に中止します。ただし，新生児仮死，呼吸窮迫症状，アシドーシス，低体温，低蛋白血症，低血糖，頭血腫，敗血症を含む中枢神経系などの異常徴候がある場合は黄疸が急速に増強する頻度が高いため，治療基準のランクを下げるなどの対応を図ります。

血中でアルブミンと結合していない間接ビリルビンを遊離ビリルビン（アンバウンドビリルビン）といい，神経毒性を有しています。高ビリルビン血症により，遊離ビリルビンが増加して血液脳関門を通過すると脳の組織に沈着し，核黄疸（ビリルビン脳症）へと移行しま

表6 光線療法・交換輸血のための新基準

在胎週数または修正週数	総ビリルビン (mg/dL)					
	<24 時間	<48 時間	<72 時間	<96 時間	<120 時間	≥5 日
22～25 週	5/6/8	5/8/10	5/8/12	6/9/13	7/10/13	8/10/13
26～27 週	5/6/8	5/9/10	6/10/12	8/11/14	9/12/15	10/12/15
28～29 週	6/7/9	7/10/12	8/12/14	10/13/16	11/14/18	12/14/18
30～31 週	7/8/10	8/12/14	10/14/16	12/15/18	13/16/20	14/16/20
32～34 週	8/9/10	10/14/16	12/16/18	14/18/20	15/19/22	16/19/22
35 週以降	10/11/12	12/16/18	14/18/20	16/20/22	17/22/25	18/22/25

表の値は，Low モード光療法 (Low PT)/High モード光療法 (High PT)/交換輸血 (ET) の適応基準値.
(Morioka I : Hyperbilirubinemia in preterm infants in Japan : New treatment criteria. Pediatr Int, 60 : 634-690, 2018.)

す。核黄疸では新生児期のビリルビン毒性による後障害で永続的に神経学的症状が残存し，脳性麻痺を主体とするさまざまな合併症を伴います。

4 排泄状況のアセスメント

新生児は体重当たりの体表面積が成人より大きく，皮膚の角質の発達が未熟であり，皮膚血流量が比較的多いことから成人に比べて不感蒸泄量が多いのが特徴です。不感蒸泄量が多いと脱水に陥る可能性もあるため，状態に応じた環境が必要となります。

また，新生児の腎機能は腎血流量が極めて少ないこと，糸球体機能が未熟であることから，尿の濃縮力が弱く，老廃物や電解質の処理機能が低いといえます。生後 24 時間は抗利尿ホルモンの作用や腎機能が子宮外生活に適応しきれていないことにより尿量が少ない状態となります。初回排尿は約 60％が生後 12 時間以内に，92％が 24 時間以内に，99.6％が 48 時間以内に排泄されます。オムツにピンク色～オレンジ色のしみがみられることがありますが，これはレンガ尿といい，腎機能の未熟により生じる現象であり，異常ではありません。

初回排便は約半数が生後 8 時間以内に，97％が生後 24 時間以内に排泄されます。便の性状は，無臭で黒緑色の粘稠便である胎便から，哺乳が進むことでやや緑がかった移行便，黄色便へと移行します。

5 皮膚所見のアセスメント

新生児の皮膚は薄く，傷つきやすいといえます。新生児の生理的な皮膚所見として，体表面に付着する黄白色チーズ状の胎脂，皮膚の角質が乾燥し剝がれ落ちる落屑，生後1～2日に胸腹部を主として体幹に出現する大小不同の紅斑がある新生児中毒性紅斑（新生児の30～40％にみられるが治療の必要なく，生後2～3日で自然に消退する），前額中央部や上眼瞼，鼻の下にみられる境界不鮮明で隆起のない紅色の母斑である中心性紅斑（大部分は乳児期に自然消失し，治療の必要はない），仙骨部から臀部にみられる灰青色の色素沈着で日本人の90％以上にみられる蒙古斑（体幹や四肢にも異所性蒙古斑がある場合がある），乳児血管腫（イチゴ状血管腫；鮮紅色の表在性腫瘤で生後数日～数週間で出現し，1～2か月で急速に大きく盛り上がる。基本的に治療は必要ないが，早期治療により小さくできるため生後1か月頃に皮膚科を受診する），鼻皮脂腺肥大（鼻尖部に皮脂腺が肥大した黄白色の点状丘疹がみられるもの，新生児期にほとんど消失する），脂漏性湿疹（皮脂分泌過多による炎症によって起こる脂ぎった発疹。石鹸でよく洗うことで改善する）などを観察し，適切に対応します。

6 哺乳・体重のアセスメント

新生児は，生後数日の間に排尿，排泄，不感蒸泄などで，出生体重の10％以内の生理的体重減少が起こります。通常は生後1～2週間で出生体重まで戻り，その後，生後3か月までは30 g/日程度の体重増加がみられます。体重減少率（％）は，（出生体重－現在の体重）÷出生体重×100で計算できます。体重減少率が10％以上の場合や5日以上経過しても体重が増加に転じない場合は，生理的な変化を逸脱していると判断できるため，排泄回数，排泄量，哺乳量，母乳分泌状況を把握し，哺乳量の不足や水分喪失量の増加がないか観察します。体重減少が大きい場合，哺乳不足や哺乳の異常，脱水や低血糖，高ビリルビン血症，発熱，高ナトリウム血症などが考えられます。新生児の症状としては，尿量減少，排便減少，大泉門の陥没，皮膚粘膜の乾燥，皮膚弾力の低下，黄疸の増強がみられることがあります。

新生児に必要な必要エネルギー量は120 kcal/kg/日です。哺乳量の目安は3時間おきに哺乳をする場合，生後日数×10 mL＋10 mLが一般的です。新生児の胃の内容量は小さいため，頻回な授乳が必要となります（図6）。母乳は栄養素のバランスと質がよく，人工乳に比べ消化・吸収がよいため，胃・肝臓・腎臓の負担が少ないといえます。低血糖のリスクのある児や体重増加が日数相当に満たない場合，母乳分泌量が不十分な場合は，搾母乳，

糖水，人工乳のいずれかを補足します。

　新生児の胃の形状は縦型で噴門部の下部食道括約筋が未熟であり，嚥下と関係しない一過性の弛緩を示すことから胃食道逆流現象が起きやすく，しばしば溢乳や嘔吐が起こりやすいですが，生理的な現象です。哺乳回数以上の嘔吐，胆汁性嘔吐や血性嘔吐，大幅な体重減少，腹部膨満，哺乳不良などを併発する場合は異常な嘔吐なので，小児科に相談します。

　新生児は抗体産生能が不十分で感染防御機能が未熟なために感染リスクが高く，感染すると全身性に移行しやすいといえます。新生児はIgG，IgM，IgAの3つの免疫グロブリンが感染防御を担っています。IgGは胎盤を介して妊娠中から新生児に供給されており，高値になった状態で生まれてきますが，生後6か月頃までにほぼ消失するため，以降は感染症に罹患しやすくなります。IgMは出生後に増加します。IgAは腸管に留まり，消化管や気道の感染を防ぎます。IgAは初乳にもっとも多く含まれ，母乳を介して児に取り込まれます。

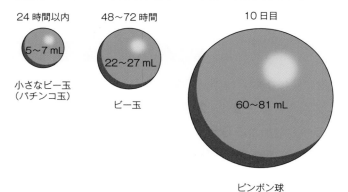

図6　新生児の生後経過時間による胃の容量と大きさ

24 時間以内　　5～7 mL　　小さなビー玉（パチンコ玉）

48～72 時間　　22～27 mL　　ビー玉

10 日目　　60～81 mL　　ピンポン球

※成人の胃はソフトボール大

（水野克己，水野紀子：母乳育児支援講座 改訂2版，p.152，南山堂，2017. を一部改変）

7 原始反射のアセスメント

　原始反射は脊髄，脳幹に反射中枢をもち，胎生 5〜6 か月より発達します。新生児に認められる固有反射で，中脳，大脳皮質などの高次神経機構の発達に従って消失しはじめます。認められるべき反射が認められない場合，消失時期になっても反射が存在する場合，反射に左右差がある場合，消失した反射が再度出現した場合に，神経学的異常が疑われます。代表的な原始反射は図 7 で，入院中に一度は確認しておきます。

図7 原始反射

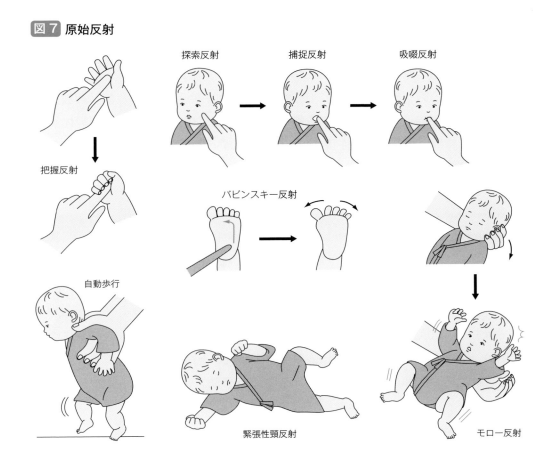

探索反射　捕捉反射　吸啜反射

把握反射

バビンスキー反射

自動歩行

緊張性頸反射　モロー反射

入院中の看護計画

1 観察項目

　入院中は出生直後の計画に順じて毎日観察を行います。児の状態が落ち着いているときに，児にとって侵襲の少ない順にバイタルサイン測定（呼吸数→呼吸音→心拍数→心雑音→体温）を行います。その他，皮膚色やチアノーゼの有無（必要時は SpO_2），活気，筋緊張，皮膚の状態（中毒疹，胎脂や落屑の有無，オムツ皮膚炎，脂漏性湿疹，汗疹など），産瘤や頭血腫の有無，黄疸の有無，臍の状態（乾燥状態，出血や発赤の有無），哺乳回数，一回当たりの哺乳量と所要時間，嘔吐の有無や異常嘔吐の有無，体重の増減（生理的体重減少），良肢位の保持，排尿・排便回数と性状などを観察します。各項目が正常から逸脱している場合には，症状に応じて看護ケアを行う，観察頻度を増やす，各診療科の医師に相談するなど対応を行います。

2 環境調整・感染予防

　新生児は体温調整機構が未熟で皮下脂肪も少なく，外気温の変化に影響されやすい状態です。新生児室や母子同室の場合は褥婦の部屋の環境を 24〜26℃，湿度 50〜60％に保ち，冷え過ぎや温めすぎに注意します。

　また，新生児は抵抗力が弱く感染しやすいため，新生児に使用するリネンや器具は清潔なものを用い，医療者は1行為1手洗い，1患者1手洗いを徹底します。また母親由来の常在細菌叢を新生児に早期に定着させることで感染症を予防できることから，早期の母子同室を実施します。

3 清潔ケア

　出生直後は新生児の全身状態の安定を優先するために，沐浴を行わず，ドライテクニックで汚れた部位の清拭と更衣のみを行う施設が多くなっています。また胎脂には細菌から児を守り，保湿・保温をする効果があるため，無理に取り除かないようにします。ただし，HBV，HCV，HIV キャリアの母体から出生した児は，母体血を除去するために当日から通

常の沐浴を行います[7]。

　新生児の全身状態が安定し，発汗が多くなる生後 3〜4 日から沐浴を開始します。沐浴は新陳代謝や血液循環，哺乳意欲を促進するとともに，母子間のスキンシップにより愛着形成の促進もなされます。ただし，沐浴後の体温喪失をきたすため，手早く実施する必要があります。皮膚のバリア機能が未熟であることから，肌を強くこすらない，洗浄成分をよく洗い流す，保湿ケアを怠らない等に注意し，空腹時や発熱時など，体調に異常がみられる場合は避けます。

　沐浴中は全身の観察を同時に行い，沐浴後は臍の水分を取り，乾燥を促して臍の感染予防を行います。臍処置は毎日 1 回行いますが，消毒剤の使用については施設の方針や臍の状態によって検討します。

　退院後，生後 1 か月までは感染予防のために自宅の浴槽ではなくベビーバスなどで沐浴します。退院後の自宅環境で利用できる方法を提案しつつ，正しいスキンケア方法，皮膚の観察について指導します。

COLUMN

ドライテクニック

　ドライテクニックは沐浴に比べて酸素消費量の増加や熱喪失が少なく，皮膚への摩擦を避けることもできるため，出生後から 2〜3 日までの子宮外適応が不安定な時期や，児の全身状態が良好でないときなどに行う。実施方法は施設によって異なるが，顔からはじめ，全身の汚れのみを濡れた温かいガーゼや綿花でやさしく清拭し，更衣を行う。頭部の血液や臀部の胎便など汚れが強い場合は，部分的に湯温で洗う場合もある。

4　哺乳

　早期新生児にとって，栄養は成長・発達のみならず，その後の神経学的予後にも影響します。そのため，児の生理的体重減少が正常を大きく逸脱する場合や，医学的な栄養の補足が必要になる場合には，適切にケアを行います。母乳育児は多くのメリットがありますが，褥婦の意向も確認しながら，退院後の育児にあわせた哺乳方法を提案します。

5 黄疸

病的黄疸があり光線療法の開始基準を満たした場合，速やかに治療を開始します。光線療法では，紫外線を除いた青白色光・緑色光の光源を皮膚に照射し，脂溶性の間接ビリルビンを水溶性に変化させ胆汁中に排泄させます。児を裸にして光を照射しますが，網膜と性腺の保護を目的としてアイマスクとオムツを着用し，仰臥位，腹臥位と体位変換を行い，全身に光線を照射します。光線療法時は脱水に注意し，哺乳量，尿量，体重減少，バイタルサイン，活気，大泉門，皮膚ツルゴール，体温上昇などを観察します。

光線療法開始後 12 時間で，血清ビリルビン値の改善を確認します。一度光線療法を行うと，肉眼的黄染の評価や経皮ビリルビン測定は不正確になるため，血清ビリルビン値で評価します。治療終了後に値の再上昇がないことを確認します。

交換輸血は，ビリルビンの除去・抗体が結合した感作赤血球の除去，抗体の除去，貧血の補正のために行われ，特に重症黄疸で実施されますが，感染症や移植片対宿主病など合併症も多いため避けることが望ましいといわれています。

6 新生児代謝マススクリーニング

ある程度の発生数があり，早期の治療により発症率や死亡率を低下できる疾患に対して，公費負担での先天性代謝異常スクリーニング検査が行われます。先天性代謝異常疾患とアミノ酸，有機酸，脂肪酸の各代謝異常についてのスクリーニング（新生児タンデムマス法）を，計 20 疾患に対して実施しています。クレチン症が 3,800 人に 1 人と最も高い頻度です（表 7）。

採血は，生後 5 日頃に新生児の足底を切って血液を濾紙に添加し，十分に乾燥させます。哺乳量が 100 mL/kg/日以下，抗菌薬投与中止後 3 日以内の場合は，検査日を延期します。検体量不足や重ね塗りなどは結果に影響するため注意します。

7 新生児聴覚スクリーニング

聴覚は胎児感覚機能のなかで最初に発達し，出生時には十分に発達しています。新生児聴覚スクリーニングは先天性難聴（1,000 人に 1 人程度の発生頻度）の早期発見のために行います。先天性難聴は早期の診断・介入によってコミュニケーション能力，QOL 向上につながり，音声言語を獲得しやすいといわれています。現状では親の任意の検査で，同意を得る必要があります。生後早期自動聴性脳幹反応（automated ABR：AABR）や耳音響放射（oto acoustic emisshons：OAE）が用いられ，再検査が必要と判断されたときは，1 週

表7 新生児代謝異常マススクリーニング疾患と発見頻度

検査法	対象疾患	発見頻度（人）
ガスリー法	フェニルケトン尿症/高フェニルアラニン血症	1：6万
	メープルシロップ尿症	1：74万
	ホモシスチン尿症	1：80万
	ガラクトース血症Ⅰ型，Ⅱ型，Ⅲ型	1：184万，89万，16万
	先天性甲状腺機能低下症（クレチン症）	1：3,800
	先天性副腎皮質過形成症	1：2万
タンデムマス法	フェニルケトン尿症/高フェニルアラニン血症	1：5万
	メープルシロップ尿症	1：55万
	ホモシスチン尿症	1：45万
	シトルリン血症（Ⅰ型）	1：31万
	アルギニノコハク酸血症	1：249万
	メチルマロン酸血症	1：10万
	プロピオン酸血症	1：5万
	イソ吉草酸血症	1：99万
	メチルクロトニルグリシン尿症	1：28万
	ヒドロキシメチルグルタル酸（HMG）血症	0
	複合カルボキシラーゼ欠損症	1：124万
	グルタル酸血症Ⅰ型	1：45万
	MCAD欠損症	1：13万
	VLCAD欠損症	1：7万
	三頭酵素（TFP）欠損症	1：166万
	CPT1欠損症，CPT2欠損症	1：71万

（厚生労働省：新生児マススクリーニング検査に関する疫学的・医療経済学的研究 研究成果参考資料1．https://mhlw-grants.niph.go.jp/system/files/2019/192011/201907018B_upload/201907018B0005.pdf（2023年7月3日閲覧）より抜粋して作成）

間程度後か，もしくは1か月健診時に再検査を行います。そこでも再検査が必要となった場合は，専門機関に紹介します。

8 新生児・乳児ビタミンK欠乏性出血症予防のためのビタミンK投与

ビタミンKは，脂溶性ビタミンであるため胎盤を通過しにくいこと，大腸菌による産生が新生児では少ないこと，母乳中の含有量に個人差が大きいことなどから，欠乏しやすいビタミンです。ビタミンKが欠乏すると凝固因子が機能せず，出血症をきたします。新生児型の出血症では新生児早期に消化管出血として発症し，新生児メレナとよばれます。乳児型では頭蓋内出血として発症することが多く，後遺症が残りやすいといわれています。

予防として，正常新生児では哺乳確立時，生後1週または退院時のいずれか早い時期，1か月健診時の計3回，シロップ状のビタミンKを2 mg（1 mL）内服します。日本小児科学会は，3回の内服を行った児でも発症例があることから，2021年に初回，2回の予防投与に加えて，その後は生後3か月まで週1回ビタミンK_2を投与する提言を出しました（ただし，1か月健診の時点で人工乳が主体の場合には，以降のビタミンK投与は中止してかまわないとしています）[8]。

9 地域センターや保健所の活用と退院後のフォローアップ

退院時に体重増加が良好とはいえない児や，健康や養育環境に不安がある児については，積極的に生後2週間健診などの観察，診察の機会を設けます。産後早期から1〜2か月までの期間は，体重増加や黄疸のチェックなど頻回の新生児健康診断が必要と考えられる児が存在することのほかに，母親の育児不安や抑うつ症状が強い[9]，わが国における子ども虐待の心中以外の虐待死の49.1%が0歳児（うち，月齢0か月児が39.3%[10]），妊産褥婦の死因の第1位が自殺であることなどから，注意が必要な時期となります。育児に不安をおぼえる母親はマタニティブルーズや産後うつ病である割合が高く[11]，治療を受けていない産後うつ病の母親の子どもは，認知機能の低下や行動抑制，情緒的不適応，暴力的行動などの精神・医学的障害のリスクが指摘されています[12]。産後2週もしくは4週の健診時にEPDSやWhooleyの2項目質問表（表8），赤ちゃんへの気持ち質問票などで，母親の状況を把握します。必要であれば精神科受診やサポート支援施設との連携を図ります。また育児不安が強い母親については地域の子育て世代包括支援センターや保健所と連絡を取り，退院後1〜2週間程度で家庭訪問等を実施し，児の発育状況や母親のメンタルヘルスを含めた育児状況を確認します。

表8 抑うつのスクリーニングーWhooley の 2 項目質問表

1. この 1 か月，気分が沈んだり，憂うつな気持ちになったりすることがよくありましたか？
2. この 1 か月，どうしても物事に興味がわかない，あるいは心から楽しめない感じがよくありましたか？

→上記，2 つの質問への回答のいずれかが「はい」であれば，抑うつ状態の可能性が高いと判断されるので，精神科への紹介を含めてフォローを検討する

(Whooley MA, Avins AL, Miranda J, et al.：Case-finding instruments for depression. Two questions are as good as many, J Gen Intern Med. 12 (7)：439-445, 1997.)

引用文献

1) 日本産科婦人科学会，日本産婦人科医会編・監：産婦人科診療ガイドライン，産科編 2020，CQ801，pp.354-355，日本産科婦人科学会事務局，2020.
2) 日本産婦人科医会ホームページ：産婦人科ゼミナール 関沢教授の周産期講座 1. 臍帯動脈血ガス分析の重要性. https://www.jaog.or.jp/lecture/1-臍帯動脈血ガス分析の重要性（2023 年 6 月 15 日）
3) 日本周産期・新生児医学会 新生児蘇生法普及事業ホームページ：2020 年版 NCPR アルゴリズム. https://www.ncpr.jp/guideline_update/pdf/ncpr_algorithm2020.pdf（2023 年 7 月 11 日）
4) クリアリングハウス国際モニタリングセンター日本支部ホームページ：先天異常データベース 外表奇形等統計調査結果, 2021 年度外表奇形等統計調査結果. https://icbdsr-j.jp/2021data.html（2023 年 7 月 11 日）
5) 日本産科婦人科学会，日本産婦人科医会編・監：産婦人科診療ガイドライン，産科編 2020，CQ802，p.358，日本産科婦人科学会事務局，2020.
6) 仁志田博司編：新生児学入門，第 5 版，p.301，医学書院，2018.
7) 令和 3 年度厚生労働科学研究費補助金エイズ対策政策研究事業「HIV 感染者の妊娠・出産・予後に関するコホート調査を含む疫学研究と情報の普及啓発方法の開発ならびに診療体制の整備と均てん化のための研究」班：HIV 母子感染予防対策マニュアル，第 9 版，p.49，http://hivboshi.org/manual/manual/manual9.pdf（2023 年 7 月 11 日）
8) 日本小児科学会，日本産科婦人科学会，日本周産期・新生児医学会他：新生児と乳児のビタミン K 欠乏性出血症発症予防に関する提言，2021．http://www.jpeds.or.jp/modules/guidelines/index.php?content_id=134（2023 年 7 月 11 日）
9) Falah-Hassani K, Shiri R, Dennis CL：The prevalence of antenatal and postnatal co-morbid anxiety and depression：a meta-analysis. Psychol Med, 47 (12)：2041-2053, 2017.
10) 社会保障審議会児童部会児童虐待等要保護事例の検証に関する専門委員会：子ども虐待による死亡事例等の検証結果等について，第 17 次報告，2021．https://www.mhlw.go.jp/content/11900000/000825392.pdf（2023 年 7 月 11 日）
11) Choi H, Yamashita T, Wada Y, et al：Factors associated with postpartum depression and abusive behavior in mothers with infants. Psychiatry Clin Neurosci, 64 (2)：120-127, 2010.
12) Slomian J, Honvo G, Emonts P, et al：Consequences of maternal postpartum depression：A systematic review of maternal and infant outcomes. Womens Health (Lond), 15：1745506519844044, 2019.

参考文献

・茅島江子，村井文江，細坂泰子編：看護判断のための気づきとアセスメント 母性看護，中央法規出版，2022.

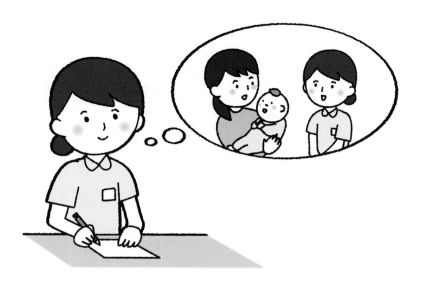

第3部

母性看護学実習に必要な
特有の知識
—対象者と場を理解する

第1章 母性看護学の対象者を理解しよう

1 母性看護学の対象者と看護の展開

1 母性看護学の対象者とは

　母性看護学では，今まさに子どもを生み育てている妊婦・産婦・褥婦だけでなく，思春期や更年期・老年期を含むあらゆるライフステージにある女性を対象とし，疾病予防及び性と生殖の健康が保持・増進されるように支援します。実習では特に，周産期，すなわち妊娠期・分娩期・産褥期・新生児期に焦点を当て，母親となる女性と子ども（胎児・新生児）及びその家族を対象とした看護について学んでいきます。

2 ウェルネス志向型で看護を展開するために必要な視点

　母性看護学の対象者の多くは，健康であり日常生活動作（ADL）も自立しているという特徴があります。問題解決志向型で看護過程を展開してきた学生の皆さんにとって，この特徴は頭を悩ませることでしょう。多くの学生が「何を支援したらよいのかわからない」「看護問題が何かわからない」と口にしますが，母性看護学では「ウェルネス志向型」で看護を展開するという特徴があります。

　ウェルネス志向型とは，生理的変化に着目して正常な経過を維持できるように，また正常な状態がさらに良い状態となるように，といった視点から対象を看護する志向のことです。つまり，問題を見つけようとするのではなく，正常な経過をたどっているかをしっかり観察し判断することが重要なのであり，正常から逸脱しないように援助していくことが求められます。このような視点から観察・判断・援助するためには，妊娠期であれば週数ごとの，分

娩期であれば分娩各期の，産褥・新生児期であれば産褥日数や生後日数ごとの母体と胎児・新生児の身体的・心理的・社会的変化を理解しておかなくてはなりません。

　妊産褥婦のほとんどは，健康で ADL も自立しているものの特別な健康状態にあり，日々ダイナミックに変化していきます。それらの変化の多くは生理的に生じる変化であり，この生理的変化が正常な経過をたどることが重要なのです。もし生理的変化に適応できなかったり，経過が異常に転じたりした場合には，生命の危機に直結することも少なくありません。

■▌ 妊娠期の看護

　妊娠期は，母体が妊娠に伴い変化する心身の状態に適応し，また胎児が妊娠週数相当の成長をたどっているかを妊婦健康診査で把握します。そして，妊婦とその家族が安全に安心して出産を迎え育児期へ移行していくことができるよう支援し，妊婦のセルフケア能力や家族の機能が向上するようにケアします。

　そのため，現在の妊婦の健康状態が正常であるのかを判断するだけでなく，起こりうる変化を予測し，今後も正常な経過から逸脱しないための保健指導を行います。妊娠経過が正常であること，適度な運動や休息と適切な食事により整えられた身体は，スムーズな分娩へとつながっていきます。

■▌ 分娩期の看護

　分娩期は，産婦や家族にとって人生最大のライフイベントになりうる出産が展開されます。産婦と家族は，いよいよ赤ちゃんに会えるという期待と，無事に生まれてくるだろうかという不安を抱えながら，出産と向き合っています。胎児にとっても陣痛というストレスを受けながら狭い産道を通過するという身体的ストレスがかかるため，分娩期は母児ともに生命の危機にかかわる緊急性の高い異常が起きやすい時期になります。

　分娩進行が正常な経過であるかを判断するとともに，見逃してはならない異常のサインがないか，異常が起こるリスクの有無にも注意を払います。産婦の産む力と胎児の生まれる力を引き出し，安全・安楽に分娩が進行していくよう支援することが重要になります。こうした支援を受け，分娩が肯定的な体験となった産婦は，無事に出産できたことが育児の自信へとつながっていきます。

■▌ 産褥・新生児期の看護

　産褥期では，産後日数に応じた変化（進行性変化）が母体に生じたり，非妊時の状態へと回復（退行性変化）したりすることで，身体的にも心理的にも育児に取り組むことができる

ようになります。一方，新生児も出生により子宮外生活に適応するためダイナミックな変化が身体に生じ，生後日数に応じた生理的変化が正常な経過をたどることで順調に成長・発達していくことができます。したがって，褥婦に生じる生理的変化（進行性変化，退行性変化）や新生児の全身状態が日数相当の状態であるかを判断し，それらを促進するケアを行うことが重要な看護となります。

■ 母児を 1 つのユニットと考えよう

　以上のように，妊娠・分娩・産褥・新生児期において母児が生理的変化に適応し，正常な経過から逸脱しないよう支援することは，母性看護学の重要な役割となります。そして，これらの支援を考えるとき，特に母親と新生児は身体的・心理的に密接に関連し合っていることを念頭に置き，母子の相互作用をとらえておくことも母性看護学の大きな特徴となっています。

　母性看護学では，こうした各時期における母子間で生じる相互作用がポジティブに展開されるよう支え，より良い育児につながるよう支援していきます。

3　退院後を見据えた母児への支援

　産褥・新生児期の入院期間は正常分娩では 4～5 日と短いため，育児技術獲得や授乳の確立が十分でない時期に母子は退院を迎え，地域で生活することになります。そのため，退院後の生活を見据えた支援をすることも母性看護学の大きな特徴となっています。

　退院後の育児サポート体制が整っているかは，産後うつや虐待の予防といった観点から，特に重要です。妊娠期から母親が具体的に産後の生活についてイメージできるようにかかわり，サポート体制が整えられるように準備を進めていきます。必要があれば，産後ヘルパーや産後ケアといった地域サービスの利用やネットスーパーなどの民間サービスの利用を提案し，退院後も母体の回復がスムーズに行われ，新生児が適切な養育を受けられる環境となるよう支援します。経済的・社会的な問題を抱えている場合は，妊娠期からソーシャルワーカーや公認心理師，保健師や児童相談所と連携し，退院後を見据えた支援を行います。近年は晩婚化や晩産化が進み，生殖補助医療の普及も相まって高年妊娠が増加しており，高齢妊婦の特徴とリスクに応じた個別的なケアも求められるようになっています[1]。

家族への支援

1 家族の再構築を支える

　周産期は，新しい生命を迎える大きな喜びの時期であると同時に，すでに機能していた家族の役割を変化させ再構築する必要に迫られる時期でもあります。そのため母性看護学では，家族の再構築がうまくいくよう支えることも重要な支援になります。

　初妊婦の場合は，母親や父親になること，それに伴う夫婦関係の変化，家事や仕事，趣味などの活動と育児とのバランスをどのようにとっていくかという課題が，妊婦だけでなく家族メンバー全員に生まれます。

　経産婦の場合は，これらに加え，2人あるいは3人以上に増えた子どもに夫婦でどのようにかかわればよいのかという，きょうだいへの対応に悩むことも少なくありません。きょうだいにとっても，胎児を受け入れ，赤ちゃんとの生活に適応することは容易なことではありません。赤ちゃんへの嫉妬から問題行動が生じたり，赤ちゃん返りが起こったりする場合もありますが，いずれも正常な反応であること，上の子の戸惑いや甘えをしっかり受け止める対処法を伝え，安心して育児できるように支援していくことが求められます。

2 家族の希望や価値観を尊重する

　一方で，「育児」「親役割」「授乳」といった事柄は，社会や個人の価値観，文化に影響を受ける概念でもあります。生まれた子どもをどのように育てていきたいかという育児観や，親としてどうありたいかという価値観は，人によって異なります。

　看護を考える際は，看護を受ける対象者の個々の背景を理解し，希望や価値観を尊重した内容であるかを鑑みることも重要なポイントとなります。

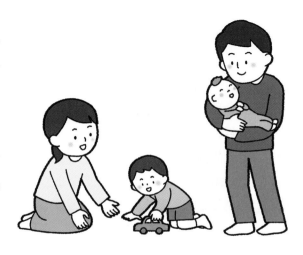

第2章 母性看護学の場を理解しよう

母性看護学では，周産期だけでなく，思春期や更年期・老年期を含むあらゆるライフステージにある女性を対象とすることから，看護の場は病院以外にも，地域の診療所や助産所，小中高等学校，保健センター，保育所などの子育て支援施設，社会福祉施設等と幅広いといえます。また周産期に限っても，産科外来や母乳外来，分娩室や病棟，集団指導の場など，実習を行う場は多岐にわたるという特徴があります。そのため，それぞれの場の目的やそこで展開される看護の特徴を前もって理解し，実習に臨むとよいでしょう。

1 外来

母性看護学における外来実習では，主に妊婦健康診査や産後の2週間健診，1か月健診が行われる産科外来と，退院後も継続して授乳に関する支援を行う母乳外来があります。前者は，母子の健康状態を定期的に確認し，妊娠期や育児期を安心して過ごすための保健指導が行われる場です。後者は，母乳育児の確立を支えたり，乳腺炎などの乳房トラブルへのケアなどが行われたりする場です。

これらの場では，妊婦や褥婦のセルフケア能力を高め，主体的に出産・育児に取り組めるよう，女性の主体性を尊重し引き出す支援が行われます。また，女性とその家族の状況を心理的・社会的側面からもとらえ，メンタルヘルスの悪化や虐待，ドメスティックバイオレンス（domestic violence：DV）の防止・早期発見に努め，より良い育児が行える環境を多職種と連携して整えたり，支援したりする看護が展開されています。

一方，施設によっても異なりますが，産科外来に来院している女性には，妊婦だけでなく

不妊治療中の方もいます。また，妊婦であっても胎児のスクリーニングエコーで異常があることを医師から突然告げられたり，流産や胎児死亡が確定される場合もあります。このように，産科といっても喜ばしいことばかりが起きている場ではありません。常に配慮を必要とする方がいることを心に留めておく必要があります。

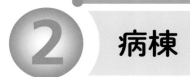

2 病棟

1 分娩室はどんなところ？

分娩室とは出産を迎える場です。主に分娩の進行に伴い，刻々と変化する産婦の状態やそれに伴う胎児の健康状態を的確に把握し，産婦が安楽に過ごせ，スムーズかつ安全に分娩できるよう支援が行われています。また，産婦に付き添う家族とともに，思い描いた出産が迎えられるようなかかわりが展開されています。

一方で，分娩室は分娩中の母子に常位胎盤早期剝離や子宮破裂，胎児心音の低下など突然生じる異常に対して緊急帝王切開術を行う必要が生じるなど，状況の急激な変化や突然の急変，母体搬送への早急な対応が求められる場でもあります。こうした救急の場面においては，病棟のスタッフは総出で対応することになります。スタッフは母子とその家族の対応に注力するため，実習指導を中断せざるを得ない場合も少なくありません。学生の皆さんがこうした場面に直面したときは，医療職者の動線を妨げない場所に速やかに移動し，医療者がどのように連携しながら対応しているのかを可能な範囲で見守りましょう。対応が終わったら，実習担当教員や実習指導者から何が起こっていたのか，どのような看護が展開されていたのかについて説明を受け，机上の知識と現場の現象とをつなぎ合わせて学びに変えていくとよいでしょう。

2 病棟はどんなところ？

病棟は，褥婦と新生児に生じる生理的変化をウェルネスの視点から支援し，母乳育児確立や育児技術獲得などを援助することによって退院後の健やかな育児につなげる看護が展開される場です。こうした看護は，妊娠期や分娩時の状況と切り離して展開されるわけではあり

ません。母児が安心して退院できるようにするために，外来で得られていた既存の情報と入院後に新たに得られた情報とを統合し，継続した支援につなげる看護が行われています。継続支援においては，外来・病棟の産科スタッフ同士の連携だけでなく，母児とその家族の状況にあわせた支援が必要となり，そのためには小児科スタッフ，公認心理師，ソーシャルワーカー，地域の保健師，児童相談所などとの多職種連携が重要となります。

　また，ハイリスク妊婦の増加に伴い，帝王切開後の母児を受け持つ場合もあり，こうしたケースでは母性看護学の知識だけでなく，急性期看護の知識も重要になってきます。さらに，産科病棟には切迫早産など妊娠期に異常が生じた妊婦，流産後の処置や人工妊娠中絶を受ける妊婦，死産後の褥婦が入院していることも少なくありません。近年では，出産数の減少に伴い，産科単独の病棟ではなく複数診療科との混合病棟である場合も増えています。産科病棟は「出産」という幸せなイメージがつきものですが，実際には妊娠継続や治療への不安，子どもを失った喪失感に苛まれている女性が病棟内にいるかもしれないということを念頭に置き，ふるまいや言動に注意を要する場でもあるのです。

　そして，産科病棟には新生児室があります。新生児室には分娩直後から退院するまでの新生児がいます。観察や診察，処置，感染症による隔離時や，褥婦が入浴などにより病室を離れる際に新生児を預かる部屋です。新生児室にいる新生児は，状態によって保育器や新生児用のベッドに収容されています。この時期の新生児は体温調節機能が未熟であり，免疫が十分ではないため，新生児室は中性温度が保たれ標準予防策（スタンダードプリコーション）による感染予防対策がとられています。標準予防策のなかでも特に手指衛生の徹底が重要であり[2]，新生児に触れる前後には必ず手洗い・手指消毒を行います。

　また，自己発信できない新生児の安全管理として，取り違え，連れ去り防止が重要になります。取り違え防止対策として，新生児には2種以上の標識を付けることになっており，観察やケア，母親に新生児を引き渡す際には標識を照合します。連れ去り防止対策としては，新生児室入口の施錠，防犯カメラの設置，新生児室内のスタッフの常駐，病棟への立ち入り時のインターホン対応などがあります。詳細なルールは施設によって異なるため，病棟オリエンテーションで確認しておきましょう。

産前・産後の集団指導を行う場

　集団指導は，主に産前クラスと産後クラスに分けることができます。産前クラスは，妊娠・出産・育児に関する情報提供や相談指導を妊娠期に行う母親学級・両親学級などが該当し，自治体や出産する病院で開催されます。産後クラスには，退院前に病棟で行われる産後の生活や育児に関する集団指導と，退院後に育児の困りごとを参加者で共有したり助産師から助言を得たりする育児学級などがあります。

　こうした集団指導は，妊娠週数や産褥日数，月齢が近い母子とそのパートナーが対象であることが多く，基本的な知識を提供する場であるとともに，参加者たちが不安や喜びなどの気持ちを共有したり仲間づくりができるよう促し，孤立を防ぐ場でもあります。また集団指導は個別指導とは異なり，参加者が「おもしろい」と思える教育手法（実演やグループワーク），工夫されたプログラムが用意されており，実習生にとってはこうした学習者参加型の実際や効果を学ぶことができる場でもあるといえます。

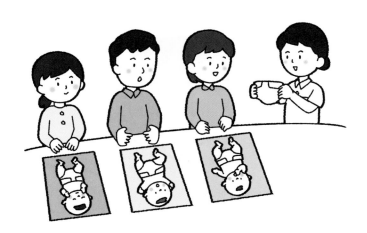

引用文献
1）西村えみ子：高年妊娠における妊娠期・分娩期・産褥期のケア，ペリネイタルケア，36（11）：1062-1067，2017.
2）小林正樹：感染，with NEO，35（1）：26-32，2022.

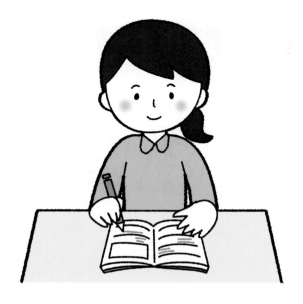

第4部

こんなとき，どうする!?
実習で困ったときの Q&A

① 実習開始前

Q1 事前学習は何をしておけばよいですか？

A 妊娠期・分娩期・産褥期・新生児期の基本的な知識をまとめておくとよいでしょう。

解 説

基本的な知識・技術の習得を

　実習では，学校で学んだ知識・技術・態度を臨地のなかで統合することによって，自身の理解を深めます。つまり，「知る」「わかる」段階から「使う」「実践できる」段階へと深化させていきます。そのためには，基本的な知識・技術を確実に習得しておく必要があります。

母性領域でおさえておきたい基礎知識

　妊娠期では，妊婦健康診査，妊娠期のマイナートラブル，妊娠週数に応じた保健指導，妊娠期に起こりやすい異常等をまとめておくとよいでしょう。分娩期では，分娩開始と分娩各期の定義，分娩促進の看護技術，産痛緩和の看護技術，胎児心拍数モニタリングの読み取り方，分娩期に起こりやすい異常等をまとめておきます。産褥期では，子宮復古の観察項目と復古促進の看護技術，母乳の免疫学的・栄養学的特性，母乳分泌の仕組みと母乳育児支援のための看護技術，母子相互作用，産褥期に起こりやすい異常等（産後うつ等を含む）を，新生児期では，アプガースコア，バイタルサイン・フィジカルアセスメントの方法，早期新生児期の生理的変化（生理的体重減少，生理的黄疸，皮膚，哺乳量等），新生児マス・スクリーニング検査，聴覚検査等についてまとめておくとよいでしょう。

　その他，看護過程では，退行性変化，進行性変化，母子相互作用，新生児の子宮外生活適応について，それぞれ記述できるようにしておきましょう。

　母性領域では他領域とは知識が重ならないことが多いために，覚えることが多くて大変という声がよく聞かれます。実習前には，少なくとも実習時に携帯する教科書や授業プリント，書籍のどこに記載されているのかを確認しておきましょう。実習指導者から質問があったときにすぐに思い出せなかったとしても，どこにあるのかがわかれば回答を探しやすく，実習の不安が解消されるはずです。

実習目標はどのように立てればよいですか？

A 実習目標は，科目の目標に照らし合わせて，自身が実習終了時に評価できるよう具体的に記述します。

解　説

実習全体の実習目標の立て方

　各教育機関によって異なりますが，実習全体の実習目標と日々の学習目標を設定する場合があると思います。実習全体の実習目標については，科目で提示されている実習目的や実習目標に照らし合わせ，臨地実習で自身が実際にケアを展開し，達成できるものを具体的に記述します。具体的には，「受け持った褥婦・新生児の看護過程を展開し，対象の個別性に応じたケアを実践することができる」「周産期における家族の発達・移行過程を理解し，母子・父子相互作用を促進するケアを実践できる」「実習を通して，対象と自己の生命観や親になるということについて考えをまとめることができる」などがあるでしょう。

日々の学習目標の設定

　日々の学習目標については，その日に予定されている実習内容に即して行動レベルで具体的に記載しましょう。また，行動計画として示した援助を実践する予定がある場合は，その行動目標も記載しておきましょう（Q22，pp.182-183参照）。

目標の達成度や学習内容を評価する

　実習中は，自身が提示した実習目標を達成できるよう心がけ，実習後には自身の行動を振り返り，記載した目標の達成度や学習内容を評価します。実習全体の目標では実習終了時に，日々の学習目標ではその日のまとめの記録のなかで評価を行います。日々の学習目標の評価では，その振り返りが翌日の実習につながるように具体的な改善策も記述できるとよいでしょう。

血を見るのが怖いのですが…

A 血を見るのが苦手なことを，事前に担当教員や実習指導者に伝えておきましょう。

解　説

■ 事前に担当教員や実習指導者に伝えておく

　血が苦手な看護学生は多いです。看護師として働き始めてしまえば，慣れや経験から気にならなくなることがほとんどですので，看護師に向いていないのではなどと気にする必要はありません。ただし，看護学生の皆さんは経験値が十分ではないですし，慣れない施設での実習となると緊張も強くなるために，実習自体が不安になることがあるかもしれません。

　母性看護学実習では，分娩時の出血や帝王切開術での出血，産褥期の悪露など，血液を目にすることが多いので不安もあると思います。そのような場合は，事前に担当教員や実習指導者に伝えておくとよいでしょう。場合によっては，分娩期実習を他の内容に代替してくれるかもしれません。そうでなかったとしても配慮されると思うので，実習初日までに必ず担当教員には伝えておきましょう。

■ 血を目にする状況では

　分娩期の見学実習に参加した場合は，なるべく産婦の頭側に立つ，新生児のケアに集中するなどの対応で乗り切りましょう。実習中に急に気分が悪くなったら，すぐにしゃがみ込むか，「気分が悪いのでいったん席を外します」と伝えてその場を離れて休みましょう。

　我慢する必要はありません。看護学生は通常，黙って見学をしているために，立ったまま我慢していると周囲に気づかれにくく，倒れた場合に頭部を打つなど自身の安全も守れません。また，今回のようなケース以外にも，実習中に気分が悪い，立ちくらみがするなど体調に変化が起きることはよくあります。その場合にも前述のように対応しましょう。

実習中の持ち物は何ですか？

A 学校から配布された実習要項や記録用紙一式のほか，ユニフォーム一式，筆記用具，参考図書や授業プリント，教科書などを持参しましょう。

解　説

■ 実習前に実習要項を確認する

学校から配布される実習要項に，持ち物や準備するものが記載されています。まずは，そちらを確認しましょう。実習要項や記録用紙，ユニフォーム一式（必要時，徽章やベルト，氏名証等を含みます），ナースシューズ，筆記用具等は必要不可欠です。

■ 参考図書等を準備する

参考図書や教科書については，実習グループ内で1冊ずつあれば学生同士で回覧できます。同じ実習グループの学生がそれぞれ同じ書籍を保有するより，異なる書籍を持っていたほうが，1つのテーマに対し多くの情報を得ることが必要な「調べ学習」には有効です。実習グループの学生同士で必要だと思う書籍を検討し，重ならないように持っていきましょう。学校の図書館で借りるなどしてもよいでしょう。

■ 実習前に聴診器について確認しておく

成人用の聴診器が必要かどうかは実習施設によるので，担当教員に事前に尋ねておきます。小児用の聴診器など，通常，個人で保有していないものは実習施設や各教育機関のものを借りることができる場合がほとんどです。

■ 昼食は朝のうちに準備しておく

実習中の食事はその都度買うのではなく，朝のうちに準備しておくとよいでしょう。昼休憩は，分娩や授乳のタイミングに左右されるため，必ずしも決まった時間に入れるとは限りません。昼食を買い損ねる，食べ損ねることがないように準備できるとよいと思います。

Q5 赤ちゃんに触るのが怖いのですが…

A 赤ちゃんに触ることを躊躇することや怖いと感じることは，まったく問題ではありません。初めて経験するときに抱いた感情を大切にしましょう。

解　説

■ 初めて経験するときに抱いた感情を大切に

　赤ちゃんに触ることを躊躇することや怖いと感じること，それ自体はまったく問題ではありません。学生は演習で新生児モデルを扱っていて，清潔ケアやバイタルサイン測定を経験しています。それでも，リアルな新生児の不安定さや動き，重量感や柔らかさ，泣き方の違いに戸惑うことがほとんどです。

　初めて出産をした多くの母親が，小さくて首も座っていない赤ちゃんに初めて触るとき，「触って大丈夫なのか」「柔らかくてふにゃふにゃしていて壊れそう」「触るのが怖い」と口にします。特に，初めてオムツを替えるとき，初めて抱っこをするとき，初めてお風呂に入れるときは，とても緊張されます。自分の子どもであったとしても，緊張して触れられないことがあり，それはごく自然なことなのです。新生児を大切に思う気持ちがあるからこその感情です。

　母親は，看護師が手際よくオムツを替えたり，抱っこをしたりするのを見て，落ち込むこともあるかもしれません。あなたは，"赤ちゃんに触るのが怖い"と感じたところからスタートしました。だからこそ，実習では母親の気持ちや成長に寄り添うことができるかもしれません。それらの感情を経験することができるのは，対象理解の点から考えると強みともいえます。自身の感受性を強みとしながら，ぜひ，触れてみて初めてわかる新生児の特徴や魅力をたくさんみつけてください。

■ ケアのイメージトレーニングが有効です

　もし，あなたが赤ちゃんに触るのが怖いと感じたなら，その原因（理由）を自分のなかで探ってみましょう。原因がわかると，対処の仕方もみえてきます。はじめから新生児を安全に抱いたり，スムーズにフィジカルアセスメントやバイタルサインの測定ができる人はいません。実習指導者や教員に手を添えてもらいながら，どのような力加減なら新生児にとって安全で心地よいのか，経験を重ねていくことで少しずつ慣れ，自信をもってケアを提供できるようになっていくのです。特に緊張しやすいタイプの人は，事前学習のなかにイメージト

レーニングを取り入れることをお勧めします。教科書や資料に掲載されている手順や動画を活用し，頭の中で1つずつ描いて自分がどう動くかを想像してみましょう。実際に動きを伴ってイメージできるとさらに効果的です。

信頼できる教員や実習指導者に相談してください

一方で，赤ちゃんに触るのが怖いと感じている人のなかには，漠然とした不安を抱えていて，その理由がわからない場合もあるかもしれません。もし前述のような理由が特になく，新生児のそばにいることや，目にすること自体に苦痛や恐怖を感じているとしたら，その気持ちを信頼できる教員や実習指導者に事前に伝えておきましょう。必ず一緒に考え，力になってくれるはずです。

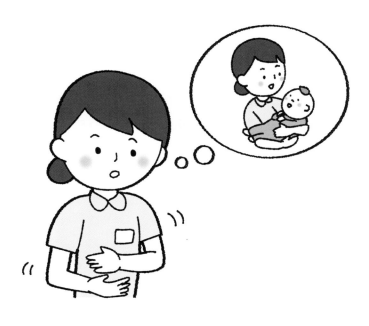

体調に関して特に気をつけておくべきことはありますか？

A 実習前及び実習期間中に学校と実習施設から求められるルールに従って，確実に健康管理を行いましょう。

解 説

■■ 厳格な健康管理が求められる

看護を学ぶ学生にとって健康状態や健康管理が最も重要となるのは，実習前と実習期間中です。特に周産期領域では，施設の受け入れ要件が他の実習よりも厳格に決められている場合が多いため，実習ガイダンスで示された学校のルール，そして実習施設で定められたルールの両方を正確に理解し，具体的にどのような行動をとるべきなのか，しっかりと把握しましょう。

■■ 健康状態の継続的な記録と申告

学校や実習施設から指定されたフォーマットが配布される場合や，オンラインでの登録を求められる場合があります。それらをうまく活用し，常に自身の健康状態や変化を継続的に把握する習慣をつけましょう。

以下に該当する場合（特に特別な配慮やサポートを求める場合）は，事前に必ず担当教員に相談をしてください。あなた自身，そして対象の安全を考慮し，よりよい方法や対策を検討してくれるでしょう。

□ 治療を継続している疾患やアレルギーがある

□ 時間で管理する必要がある内服薬や水分補給，排泄行為などがある

□ 急性疾患やけがの回復過程，あるいは持病による慢性疼痛等により，歩行や特定の動作が安定してスムーズに行えないなどの状況がある

□ その他の健康上の課題がある（例：月経困難症，月経前症候群など）

■■ 感染予防対策

●予防接種

COVID-19 やインフルエンザなどのウイルス疾患，小児感染症や B 型肝炎など，ワクチンにより予防可能な感染症については，可能な限り予防接種を受けましょう。

●標準予防策（スタンダードプリコーション）の実施

　周産期の病棟では，特に標準予防策（スタンダードプリコーション）の実施が重要です。事前に理解し，正しく実施できるよう，繰り返し練習をしておきましょう。感染に対する予防策は，未確認の感染症も想定しています。防御すべき対象となるのは，汗以外の血液や体液，分泌物，排泄物，粘膜などです。周産期の病棟では，分娩時の血液や羊水，胎盤，生まれたばかりの新生児に付着した羊水や母体の血液，排泄物，母乳や悪露などが主に該当するでしょう。特に，使用済みのオムツやパッドに意図せずに素手で触れてしまうことのないように注意しましょう。対象者に触らせてもらう場合には，必ず手洗いまたは手指消毒を行い，必要に応じてマスクや手袋，場合によってはディスポーザブルのガウンやエプロン，ゴーグル等を用います。施設独自のルールがあるので，対象者のもとに行く前に，具体的な予防策がわかっていないと感じたら，事前に実習指導者・教員に必ず質問しましょう。

●免疫力を高めておく（睡眠と食事）

　外敵から身体を守るためには，免疫力を高めておく必要がありますが，重要なのは良質の睡眠と食事です。実習期間中は，どうしても睡眠時間が削られます。限られた時間でもベッドや布団で必ず横になって眠るようにしましょう。限られた睡眠時間でも，深い眠りを確保することが免疫力を維持するポイントとなります。

　夜型生活になっている人は，体内時計の調整には2〜3週間程度かかるため，早めに対処しましょう。朝食で1日のスイッチを「ON」にし，1日3食，なるべく決まった時間にとってください。休日の寝坊も厳禁です。寝る前のテレビやスマートフォン操作は頭が冴える原因となるため，避けましょう。

　また，実習中，どうしてもおろそかになりがちなのが食事です。特に一人暮らしでは，どうしても栄養バランスが偏りがちです。まずは3食しっかりとること，病院の食堂の利用を許可されているなら，定食を選ぶなど，可能な方法で蛋白質やビタミン類の摂取を心がけるようにしましょう。

■ 体調が悪いとき

　体調を壊したときは実習に参加することができません。発熱や悪寒，頭痛，咽頭痛，倦怠感，下痢や嘔吐等の症状があれば，感染性のある疾患にかかっている可能性があります。また，体調が特に悪くなくても，皮膚の発疹や水疱，目の痒みや違和感等があるときは感染性の疾患の可能性があります。体調が普段と異なる場合には，まずは実習に向かう前に教員や実習指導者に報告し，医療機関を受診しましょう。必要時に適切な判断や行動ができることも，実習で学ぶべき重要な事柄です。

実習前日にしておくべきことを教えてください。

A 安心して実習に臨むためにも，余裕をもって初日の準備と確認を行い，しっかりと睡眠をとりましょう。

解 説

■ 実習施設への交通手段と所要時間の確認

最寄り駅や時刻表，バスの系統などを把握しておきましょう。便利な道案内アプリが複数存在しますが，ルートだけでなく，所要時間が把握でき，オフラインで使用できるものを選ぶとよいでしょう。端末が使用できない場合にも備え，メモをしておくと安心です。

■ 起床時間と出発時刻の確認

雨や雪，防風時は公共交通機関が乱れます。実習当日は余裕をもって起床しましょう。事前に，運休の状況や迂回経路なども把握しておくと安心です。台風や地震といった災害が起こることもあるでしょう。災害時のルールや連絡方法も，事前に確認しておきましょう。

■ 持ち物・服装の確認

実習要項や実習施設ごとに示されたガイダンスを再度参照して把握しましょう。初日に必要な持ち物と必要な身仕度もしっかりと確認します（Q4，p.161 参照）。施設への提出書類，事前に記載が必要な実習記録なども，早目に準備しておくと安心です。

■ 連絡先の登録

実習施設の連絡先，担当教員，学校窓口（事務室）の連絡先は，携帯電話にあらかじめ登録しておきましょう。印刷物，メモなどを携帯しておくと，万一，携帯電話関連のトラブルがあった場合にも安心です。実習グループのメンバーとも連絡がとれるようにしておくと，より安心できます。

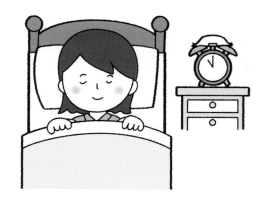

2 実習中

Q8 遅刻をしそうなときはどうすればよいですか？

A 速やかに，しかし慌てずに落ち着いて実習要項や学内のガイダンス等で提示されている連絡先に電話やメール（電車の中で電話が不可の場合など）で自分の状況（所在）を知らせることが大切です。グループメンバーにも伝えて共有しておくとよいでしょう。

解説

■ 連絡のタイミングと連絡方法

遅刻の原因はいろいろあると思いますが，実習に向かう途中で時間に間に合わないと判断した場合には，早めに自分の状況を教員や実習指導者に知らせてください（事前に緊急時の連絡先を確認しておきましょう）。実習開始までに時間がないときは，直接電話で伝えるようにしましょう。

連絡は，学生が自身の所在や状況を直接伝えることが重要です。緊急の場合であればあるほど，教員が声を聞いて状態や状況を確認することで，より的確な対応が可能となります。教員や実習指導者と連絡が取れない場合は，実習施設に連絡し報告します（無断欠席は厳禁です）。

連絡する時間帯によっては，実習指導者もすでに実習準備で動き出している可能性があります。連絡がすぐ取れる場合とそうでない場合があるので，電話とメールの両方の手段で連絡しましょう。グループメンバーにもあわせて知らせておくと，何かの不具合で実習指導者にメールが届いていない場合などでも実習指導者は状況を早く知ることができ，スムーズに対応することができます。

■ 遅刻の連絡をするときに伝えること

遅刻の連絡をする際には，あわせて次のことも伝えるとよいでしょう。

- 施設に到着するまでの見通しを立て，実習に参加できそうな時間
- 電車の遅延などで予測ができない場合も，どの路線・駅で遅延しているかなどの状況

朝，体調が悪いときはどのように判断すればよいですか？

体調に異変を感じたら，実習施設に向かう前に電話やメールで担当教員や実習指導者に連絡（相談）しましょう。

解説

■ 無理をせずに教員や実習指導者に相談する

母性看護学実習の主な対象は，抵抗力の弱い新生児（低出生体重児を含む）と免疫力が低下している出産直後の母親なので，かかわるにあたってはより注意する必要があります。体調の異変を感じた場合には，無理して実習をしなければと考えず自宅にとどまり，すぐに教員や実習指導者に相談しましょう。実習前日から体調の異変に気がついた場合には，担当教員や実習指導者にメールで現状報告をしておくと，翌朝の報告がスムーズになります。

■ 早めに医療機関を受診する

普段と体調が違うと感じたり，熱っぽかったり，腹痛や下痢，倦怠感等の症状があり体調不良の場合には，原則，症状が落ち着いたら早めに受診しましょう。早期対処が大事です。

受診の際は，担当医師に周産期病棟で実習をしていることを必ず伝え，実習が可能であるか，慎重な判断を医師から仰ぎましょう。実習を休む必要がある場合は，いつから再開できるか，再開するためにはどのような流れが必要かについても確認します。実習前や帰校日も同様に対応しましょう。受診後に，受診を客観的に確認できる記録（処方箋）や領収書などが必要になる場合があります。必ず保管しておきましょう。また，学校の規定によっては，診断書などが求められることもありますので，あらかじめ確認しておくとよいです。

■ 実習前から自分の体温変動を確認するなど，自身の身体を知っておく

ウイルス性感染症が流行っている時期は，特に発熱やその他の症状（息苦しさ・倦怠感・咳・咽頭痛・鼻汁・味覚障害や嗅覚障害・消化器症状），同居者の体調不良に注意が必要です。平熱の高い人は，事前に1〜2週間継続して測定し，実習施設に申告しておくと，症状があったときに施設への確認がスムーズにできるため，準備しておくとよいでしょう。

体温測定は，起床後すぐ，活動前（排尿前）に測定します。女性は月経との関連もあるため，一定の期間の熱型を測って体温の変動を確認しておくことが重要です。自分自身の身体を知ることは大切です。常備薬がある場合は無理なく服用し，体調を整えましょう。

どのような体調不良の症状があるときに連絡をすべきですか？

A 体調不良を感じたとき，特に感染症が疑われる症状がある場合は，速やかに担当教員や実習指導者に連絡してください。また，過度な緊張などにより体調不良が生じた場合も，無理をせずに報告・相談しましょう。

解 説

■ 症状があったら…

下記のような症状がある場合は，放置せず適切に対応することが大切です。

- 熱っぽい感じや怠さが取れない，頭が痛い場合
- 咳や喉の痛み，鼻水が止まらないなど感冒様症状
- 皮膚の発疹や眼の痒み（眼脂が多い）が治まらない場合
- 腹痛や下痢，胃の不快感・嘔吐や吐き気がある場合
- 食欲がない，食事が喉を通らないなど緊張や不安が強い場合
- 不眠が続き身体が重く，動くのがつらい状況

■ 感染症の疑いがある場合

他人に感染させてしまう病気かそうでないか，判断を誤らないようにすることが重要です。発熱・下痢・嘔吐・発疹など感染症が疑われる症状がある場合は，速やかに教員や実習指導者に報告し，感染予防対策を講じたうえで医療機関を受診しましょう。受診時には周産期病棟で実習をしていることを医師に必ず伝え，指示を仰ぎましょう。

また，学校感染症等も意識して行動しましょう。学校感染症には，結核，麻疹，流行性耳下腺炎，風疹，水痘，腸管感染症，流行性結膜炎，インフルエンザ，手足口病，伝染性紅斑，新型コロナウイルス感染症などがあり，疾患ごとに出席停止期間の基準が異なるため，注意が必要です。

■ 過度な緊張などから生じる体調不良の場合

また，実習の慣れない環境で過度に緊張して眠れない，不安が強く食事が摂れないなどの場合は，無理をせず担当教員や実習指導者に相談してください。寝不足で身体がふらついている状況のままで新生児のケア（哺乳や抱っこ，沐浴などの清潔ケアなど）をすることは，新生児の安全を保障できないので危険です。まずは自身の体調を整えましょう。

Q11 身だしなみで気をつけることはありますか？

A 母性看護学実習の主な対象は，免疫力が低下している妊産褥婦と免疫が未確立の新生児です。清潔，事故や感染の予防に留意して身だしなみを整えましょう。

解説

■ 身だしなみの大切さ

身だしなみとは，「相手に不快感を与えないように配慮をした見た目や言動」のことです。身だしなみを整えることで，相手に信頼感や安心感を与えることができます。人間関係の構築にも影響する大事なものですので，対象者と家族，スタッフなど，どの世代の人にも不快感や威圧感を与えない髪色・髪型，メイク，服装，言葉づかいを意識しましょう。また，ユニフォームは洗濯をした，清潔でしわのないものを着用しましょう。

■ においにも気をつける

妊娠期はつわりでにおいに敏感な人もいます。たとえ，あなたがいい香りと感じるものであっても，対象者が嘔気・嘔吐を誘発する場合もあります。柔軟剤，シャンプーやトリートメント，ハンドクリームやボディークリームなどは，できる限り無臭やにおいの少ないものを使用するようにしましょう。また，においから得られる効果によっては，妊産褥婦に禁忌のものもあります。香水など，においのするものは使用しないようにしましょう。

■ 新生児のケアで気をつけたいこと

新生児の皮膚はデリケートであるため，爪が伸びているとケア中に傷をつけてしまう可能性があります。爪は指頭を超えない長さに整えましょう。

新生児の抱っこや沐浴などのケアを行う際，胸ポケットに入っているものが新生児に接触することで，けがをさせてしまう可能性があります。胸ポケットは空にして，氏名章や文房具は腰ポケットにつける／しまうようにしましょう。同様に，腕時計や指輪などのアクセサリーも着用しないようにしましょう。

病院の規則にもよりますが，新生児室でのカーディガンの着用は基本的に禁止です。新生児は免疫が未確立であり感染症に気をつける必要がありますが，カーディガンは清潔を保ちにくく，特に院外から着用している場合は，ウイルスを院内に持ち込む可能性があるためです。感染予防の点からも新生児室ではカーディガンを着用しないようにしましょう。

実習前後の挨拶では何を言えばよいですか？

A 実習前は明るく元気に挨拶をしましょう。実習後は「本日もご指導ありがとうございました。明日もよろしくお願いいたします」と伝えましょう。

解　説

挨拶で伝えること

　何年生の実習なのか，領域別実習なのか，総合（統合）実習なのかによって求められることが違います。また，実習フィールドを共有する助産学生の助産実習と看護学生の母性看護学実習では，求められるレベルや内容が異なります。皆さんが何の実習で来ているのか，どこまでのレベルを到達目標としてかかわればよいのかを看護師が把握できるよう，学校名・学年・実習名を伝えましょう。また，実習指導者は実習期間を踏まえて，皆さんが到達目標を達成できるように指導してくれます。実習期間も伝えましょう。実習中に災害が起こったときは，施設管理者が皆さんの安否確認を行う場合があります。実習学生の人数も毎朝伝えるようにしましょう。

実習初日の挨拶

　実習初日は「○○（学校名），△年生，□名（人数），本日から×月×日まで母性看護学実習をさせていただきます。よろしくお願いいたします」と明るく元気に看護師全員に聞こえるような声で挨拶をしましょう。朝に挨拶をする場合は「おはようございます」と挨拶します。看護師が忙しそうにしていてタイミングがわからない場合は，「お仕事中に失礼します」「お忙しいところ失礼します」などの言葉をつけてもよいでしょう。

実習最終日の挨拶

　実習最終日は「○○（学校名），△年生，□名（人数），本日で母性看護学実習を終わらせていただきます。実習での学びについて一言（例：分娩見学では，産婦さんのニーズを素早く汲み取り，必要なケアを早急に判断し対応する看護を学ぶことができました。産褥実習では，今後の状態を予測しながら予防的にかかわる看護の重要性，褥婦の強みを活かしたウェルネスの視点からの看護の実際，褥婦と新生児を同時に看護する難しさを学ぶことができました）。これらの学びを次の実習に活かしていきたいと思います。○週間，丁寧にご指導いただきありがとうございました」などと挨拶しましょう。

実習中に体調が悪くなったらどうすればよいですか？

A 速やかにスタッフや教員にその旨を伝えましょう。もし伝えられる状況でない場合は，その場で椅子に座る，またはしゃがんで身の安全を守りましょう。

解　説

■ 無理して実習を継続しようとせず，体調が悪いことを伝える

体調が悪くなった場合は，無理に実習を継続しようとはせず，速やかにスタッフや教員に伝えましょう。伝えることが難しい状況の際は，椅子に座るかその場でしゃがみ，頭部を打たないように注意しましょう。

■ 感染症の疑いや持病がある場合は，早めに報告・相談する

発熱，嘔吐，下痢，悪寒などの感染症状がある場合は，スタッフや対象者にも影響が及ぶ可能性があります。早急に報告・相談をしましょう。

持病がある場合は実習前に教員に伝え，病棟に薬や飲み物を持参することや，申し送り中は座って聞くことの許可を得ておくことで，安全に配慮した実習環境を事前に整えることができます。

■ ストレスから生じる体調不良に気をつける

実習中は，早い起床，緊張や睡眠不足によって普段よりもストレスが大きくなりやすいです。それにより，迷走神経反射が起こりやすく，起立性調節障害がある場合は症状が出やすくなります。また，月経痛の増強や貧血症状の出現も起こりやすいです。

対象者の安全を守りながらケアを提供するためには，まずは自分自身の健康が第一です。実習中は調べものや記録物で睡眠時間が短くなることが予想されます。実習前から机上で学べることは計画的に予習を行い，実習中は睡眠時間を確保できるように準備しておきましょう。

実習指導者が忙しそうでなかなか声をかけられません…

A 声をかけたいと，心の中でずっと思っていても，実習指導者には伝わりません。勇気を出して，簡潔に自分が何をしたいのか，実習指導者に伝えましょう。

解説

声をかけるタイミングは？

　皆さんが想像する，実習指導者が忙しくなさそうなときとはどのような状況でしょうか？たとえ時間があったとしても，できることを見つけて働くのが社会人です。勤務中にボーっと明らかに暇そうにしている人はいないでしょう。よって，何もしていないときを狙って声をかけようと思っているのであれば，それは不可能です。

　カルテを記載しているとき，座っているときは比較的時間に余裕がある可能性が高いです。話しかけたいことを察してもらおうとせず，将来のための練習と思って，ひと声かけてみましょう。思っているだけでは何も伝わりませんし，相手からすれば，声に出して伝えてもらわない限り思っていないのと一緒です。勇気を出して，声をかける練習をしていきましょう。報告・相談を行いたいのであれば，「報告（相談）をしたいのですが，今，お時間よろしいでしょうか」などと，ひと声かけてみてください。

適切なタイミングで声をかけることは，はじめは誰でも難しい

　適切なタイミングで報告・連絡・相談をすることは，新人看護師でも難しいと感じることの1つです。今はまだタイミングをうまくつかめなくてもよいので，徐々に適切なタイミングや周りの様子を把握できるように練習していきましょう。どうしても声をかけることができない場合や，何度声をかけても「後にして」と断られてしまう場合は，担当教員に相談してみましょう。

朝の申し送りで何を聞いたらよいのかわかりません…

A まずは，受け持ち対象者を把握する情報を聞き取りましょう。

解　説

▮▌受け持ち対象者に関する情報を重点的に聞き取るようにする

　周産期領域でも他の診療科と同様に，朝の申し送りでは前日や夜間に生じたトピックを申し送っていることが多いと思います。つまり，その日の対象を看護するうえで外すことができない重要な内容が申し送られていると考えてよいでしょう。

　しかし，病棟の雰囲気や1日の流れに慣れるまでは，緊張のために申し送りの内容がまったく頭に入ってこないこともあるかもしれません。申し送りでは通常，夜勤帯の看護師が受け持った対象の事象のなかで，日勤帯の看護師に報告すべき情報すべてが話されますが，学生の場合はまずは自分の受け持ち対象者に関する情報が聞き取れれば，それで構いません。

▮▌わからない要因を探り，翌日の申し送りに備える

　あなたが申し送りで何を聞いたらよいのかわからないと感じるとき，その要因には受け持っている妊産褥婦・新生児の状態や看護問題を把握しきれていないということが関係しているかもしれません。もしくは，周産期・新生児期の看護の視点や必要な知識が乏しいままかもしれません。

　そのような場合は，受け持っている妊産褥婦や新生児の名前が出てこないかを注意して聞き，出てきたら申し送られている内容を可能な限りすべて聞き取り，メモをとってみましょう。内容をキャッチすることはできても理解できていなければ，教員や実習指導者に質問し，説明を求めてもよいのです。

　そして，次の日には申し送りの内容が理解できるよう，受け持った妊産褥婦・新生児の情報を整理し，必要な知識を身に着け，前日よりも理解できる自分になっているようにしましょう。実習が進むにつれ，申し送りの内容も次第に理解できるようになると思います。

お昼休憩に行くタイミングがわかりません…

A 受け持ち対象者の予定を考慮して，休憩を取りましょう。分娩期実習など予測が立てにくい場合は，実習指導者や教員に相談しましょう。

解　説

■ 受け持ち対象者の分娩進行や授乳のタイミングを予測する

　分娩期や産褥期にある対象を受け持っている場合，お昼休憩に行くタイミングを逃しがちです。特に，産婦や褥婦に寄り添っている学生ほど，そのタイミングを逃しているように思います。看護師の姿勢としてはとてもよいことですが，自分自身を満たすこともまた，十分な看護を提供するためには欠かせません。

　まずは，対象に予定されている処置や観察，集団指導の時間を確認しましょう。分娩期であれば分娩進行の予測が重要ですし，産褥期であれば授乳のタイミングを予測することが大切です。それらを予測して，自分がいつお昼休憩に入れるのかを逆算して導き出します。

■ お昼休憩のタイミング例

　しかし，分娩期実習の場合，学生が分娩経過を予測することは非常に難しいことだといえます。担当助産師や実習指導者に分娩経過や予測を教えてもらい，担当助産師がお昼休憩に入るタイミングで一緒に休憩をとるとよいでしょう。通常は1時間程度の休憩をとると思いますが，分娩はその進行具合から30分程度，時にはそれよりも短い時間で食事をして，すぐに陣痛室や分娩室へ戻ることもあります。休憩に入るタイミングだけでなく，休憩する時間も併せて実習指導者に確認しておくとよいでしょう。

　産褥期では，主に授乳のタイミングを予測してお昼休憩に入れる時間帯を考えるとよいでしょう。また，午前中の褥婦や新生児の全身観察を，予定した時間にスムーズに行うことも重要です。もし，それらができなかったりすると，観察の時間がどんどん後になり，お昼休憩に入るタイミングを逃してしまいます。そういったことがないように，母子の観察は短時間で実施できるよう，あらかじめ練習をしっかりと積み，知識を定着させておくことも，タイミングよくお昼休憩に入る重要な要素となります。

　それでも母性看護学実習のリズムに慣れるまでは，なかなかうまくお昼休憩に入れない学生も多々います。困ったときは実習指導者や教員に状況を説明し，いつお昼休憩に入ればよいのか助言をもらうとよいでしょう。

実習指導者との関係をどう築けばよいですか？

A 積極的に挨拶，報告，連絡，相談を行い，信頼関係をつくりましょう。

解説

■ 実習に積極的に取り組んでいることを態度で示しましょう

まずは挨拶をしっかりしましょう。また，必要最低限の知識や技術を習得し，わからないことは完璧でなくてもよいので調べ，自分の考えを準備しておくことが重要です。

実習は，実習指導者とも相互作用しながら進んでいきます。学生の元気な挨拶や，実習への意欲的な態度は，実習指導者にとっても教える意欲ややりがいにつながります。

また，報告・連絡・相談をタイムリーに行うことも大切です。その際，実習指導者からの指導や説明に対し，しっかりと反応していくことを心がけましょう。学生から「わかりました」「こういうことですね」などといった明確な反応が返ってくると，実習指導者も指導方法がこれでよかったと安心でき，次に指導すべきことが明確となって，気持ちよく学生の実習をサポートすることができるのです。ですから，指導を受けても判然としないこと，疑問が湧いたことはうやむやにせず，上手に説明できなくとも実習指導者に伝えていくとよいでしょう。実習指導者はきっと別の方法で説明し，学生の学びが深まるよう指南してくれるはずです。

一方，"厳しい"実習指導者は苦手と思う学生も多いでしょう。しかし，実習指導者の口調や態度ではなく，言っている内容を冷静に考え直してみると，看護にとって重要な視点，アセスメントやケアの根拠といった大切な事柄を指摘してくれているのではないでしょうか。「調べていません」「わかりません」で終わらせず，「ここまでは調べてこれがわかりましたが，この点については理解ができませんでした」などと質問すると，熱心に教えてくれる場合もありますから，学生から実習指導者にぶつかっていく勇気も大切です。

■ 困ったら教員に相談する

まれに，未熟な実習指導者の場合，自分のことで精一杯で学生の状況が考えられないこともあります。学生の言葉をさえぎったり，配慮のない言葉を投げかけたりするかもしれません。もしかすると，"忙しい"を理由に行動調整をしてくれない可能性もあるかもしれません。そんなときはぜひ教員に相談してみてください。きっと力になってくれるはずです。

カンファレンスのテーマはどのように決めればよいですか？

A 状況を具体的に絞り，翌日以降の看護につながるテーマにしてみましょう。

解　説

■ 大きなテーマにせず，具体的な事象を取り上げる

　カンファレンスのテーマとなる種は実習のなかにたくさんありますが，最終的に看護に結び付く内容となることを意識して決めましょう。例えば，「母子同室のメリット」というテーマで話し合おうとしたとき，メリットばかりを話し合ったのでは，看護の視点に欠けた内容となりがちです。そこで，対象や場面設定をより絞った「母子同室中の疲労が強い母親へのかかわり」というテーマに変えてみます。状況がより具体的に絞られたことで，母子同室を希望しながらも分娩や頻回授乳，慣れない育児で疲労困憊している褥婦へのケアについて，知識や実習体験を踏まえてディスカッションすることになり，産後の看護のあり方について倫理的側面からも学びが深められる内容となるでしょう。

　そして，その内容は，あらかじめ設定された母性看護学実習の目標にフィットしていることと思います。逆説的にいえば，カンファレンスのテーマ選定に悩んだときには，まずは実習目標に立ち返り，実習状況にあったテーマを見つけてみることで，解決すべき問題や課題にタイムリーに取り組んでいくことができます[1]。

■ カンファレンスは学びを広め深める場

　このように，カンファレンスは実習での学びを広げ深める経験となります[2]。実習グループメンバーで互いの学びを共有することにより，新たな視点や考え方に気づき，対象に応じてさまざまな援助の可能性が見いだされる場合もあります。さらにカンファレンスは，実習で生じた看護実践に関する悩みや迷いについて，他の学生や実習指導者，教員から助言を受けることができる場でもあります。

引用文献
1) 袖野さくら，灘波浩子：看護学実習におけるカンファレンステーマの選定において教員が重視していること～A大学の事例より～，日本看護科学学会学術集会講演集，41st-suppl：193, 2021.
2) 佐々木めぐみ，大日向輝美：実習カンファレンスにおける看護系大学4年次生の経験，札幌保健科学雑誌，10：25-31, 2021.

グループカンファレンスで話がつなげられません…

A 自分の受け持ち対象者の情報を整理しておくと，カンファレンスで発言しやすいでしょう。

解説

対象者の情報整理と事前学習が大事

グループカンファレンスは，午後の時間で1時間程度であることが多いと思います。グループカンファレンスには，受け持ち対象者の看護過程について話し合う「ケースカンファレンス」と，テーマに基づいて話し合う「テーマカンファレンス」があります。どちらの場合も，話し合うことを決めて，学生各自が自分の受け持ち対象者の情報やアセスメントを説明できるようにまとめておく必要があります。テーマカンファレンスの場合は，教科書などで定義も確認しておきましょう。

自分の受け持ち対象者の情報整理をしておくこと，テーマに関する事前学習をしておくと何らかの発言はできるでしょう。話がつながらない場合や話がふくらまない場合には，学生同士で疑問に思ったことやケアに迷ったことなどの情報を提供し合いましょう。はじめは話がつながらなくても，日々カンファレンスを経験するうちに，自分なりの発言の方法がわかってくるかと思います。

ケースカンファレンスの場合

学生が受け持っている対象について，グループ全員で考えていくカンファレンスです。正常から逸脱する妊産婦もいますし，若年の褥婦で退院支援のアセスメントが難しいケースもあります。この場合は，受け持ちの学生が記録をあらかじめ共有できるように準備しておく必要があります。ケースカンファレンスの場合は，事前に誰のケースを話し合うのか決めておきましょう。担当学生は，情報の整理をしてどのアセスメントで困っているのかを説明できるように準備します。この準備ができていれば，他の学生は意見が出しやすくなりますので，担当学生の準備が重要となります。

テーマカンファレンスの場合

妊産褥婦や新生児に共通するテーマ，例えば母親役割獲得，授乳の支援，新生児の黄疸，育児技術，退院支援などに焦点化して，そのテーマについて話し合うカンファレンスです。

特に受け持ち対象者のアセスメントに困った内容が，他の褥婦や新生児ではどうアセスメントされているのか知りたい場合，また文献等で調べた内容をグループで情報共有したい場合などに適しています。この場合も事前に「テーマ」を決めておき，各自がテーマについて事前学習をしておくのと同時に，自分の受け持ち対象者の情報提供ができるように準備しておきましょう。

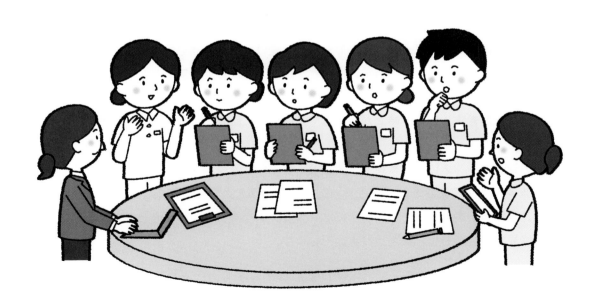

Q20 最終カンファレンスで何を話せばよいのかわかりません…

A 実習目標を再度確認し，その目標に向けて対象にどのような看護過程を展開してどのような学びを得たか，また，実施した看護ケアからの学びは何か，を中心に発表しましょう。

解説

■ 最終カンファレンスの進め方

　最終カンファレンスは，学生が主体となって運営することが多いでしょう。そのため，実習グループ内で事前に司会者や書記を決めておきましょう。また，話す内容は日々のケースカンファレンスやテーマカンファレンスと異なり，「2週間の実習での学びをまとめる」という発表になります。通常，最終カンファレンスは60分程度です。司会者が1分程度で本日の発表の時間と内容を紹介し，学生が3〜5分程度で順番に発表します。最後に病院側の実習指導者や教員など同席者に，1つの発表に対し3〜5分を目安に講評をしてもらいます。講評をしてもらう人には，事前に講評のお願いをしておきましょう。講評は，産科病棟では分娩や緊急の処置がカンファレンスの時間に重なることもあります。場合によっては準備していた時間より短くなることもあることを想定して運営します。また，学生自身も受け持ち対象者の状況によっては遅れて参加する場合があるかもしれません。遅れそうなことがわかった時点で，実習指導者や教員，グループメンバーに伝えておきましょう。

■ 最終カンファレンスの発表内容

　実習目標を再度確認して，そのなかでも褥婦を受け持った看護過程での学びを中心に，外来での学びや退院後の支援，多職種連携などを踏まえながら発表するとよいでしょう。

　グループ編成の人数にあわせて1人当たりの発表の時間を決め，事前に話す内容をしっかりまとめておきましょう。時間があれば，スムーズに話せるように練習しておくとよいと思います。

　最終カンファレンスには，教員や実習指導者のほか，看護師長など複数人が同席する場合もあります。学生の皆さんは，受け持った対象者を踏まえた学びについてしっかり伝えましょう。また，分娩見学ができた場合には，大変貴重な機会を設けてもらったことになるので，分娩見学の学びも付け加えるとよいでしょう。

実習最終日にすべきことはありますか？

A 記録の提出に向けて必要な情報収集をします。記録や看護過程でわからない部分はそのままにせず，教員に確認しましょう。その他，施設への返却物（お借りした書類や備品，ロッカーの鍵など）の確認等が必要です。

解説

■ 実習最終日にすべきこと

いよいよ実習最終日となります。緊張もほぐれてくると思いますが，記録の提出に向けて必要な情報収集などの整理をしておく必要があります。その他，施設での滞在も最終日となるために，実習に用いた資料，荷物等を紛失しないように確認しましょう（表1）。

表1 実習最終日にすべきことリスト

1. 受け持ち妊産褥婦への挨拶

褥婦の退院より実習が先に終了する場合もあります。いずれにしても，貴重な実習経験をさせていただいたことへの感謝を述べましょう。

2. 看護過程の記録のまとめに必要な情報の確認

実習が終了したら新たな情報は得られません。必ず情報収集に漏れがないようにしておきましょう。時々，情報収集が間に合わず，実習終了の挨拶が終わってから「もう少し情報を収集したい…」と申し出る学生がいますが，実習時間は明確に決められています。決められた時間内にできるように心がけるのも，看護学生として必要なスキルです。

3. 実習に持参した記録や参考書，備品（血圧計など）の返却確認

学生同士で共有して使用するものは，必ず担当者を決め，責任の所在を明確にしておきましょう。病棟の備品を間違えて持って帰ってしまい，病棟で困って探し回っている，という連絡が学校に入ることがあります。誰が責任をもって管理するのかを決めておくと連携もスムーズです。

4. 実習指導者・スタッフへの挨拶

代表者のみが実施することもあります。その際に，借りた資料や備品を返却したことを言い添えておくとよいでしょう。

5. カンファレンスルーム，学生待機室の掃除，ロッカーの整理

忘れ物はないか，きれいに掃除できているか，鍵の返却はできているかを確認しましょう。

6. 記録の提出の確認（実習指導教員に確認しましょう）

評価の大部分を占める記録は，提出期限に遅れることのないように気をつけましょう。全員が提出すべき記録と，経験した学生のみが提出する記録がある場合もあります。例えば，分娩に関する記録用紙の提出は分娩見学を行った学生のみとなります。自分が何の記録を出さなければならないのか確認し，わからなければ教員に確認しましょう。なお，記録作成の注意事項として，記録や資料のコピーなどバラバラに挟んで提出されると紛失の原因になります。必ず二穴ファイルなどで綴じこんで，チェックリストなどを利用して記録を順番に並べ替え，指定されたファイルなどにきれいに綴じて提出しましょう。

3 記録等

Q22 日々の目標に何を書けばよいのかわかりません…

A その日の目標がどの程度達成できるかを考え，評価できる表現で書いてみましょう。

解 説

▮ 実習第1日目は学生主体の目標でよいでしょう

日々の目標に関する実習指導者とのやりとりは，実習生にとっては特に緊張する時間かもしれません。「今の状態にあっているだろうか」「その根拠について尋ねられたらどうしよう」など，心配は尽きないでしょうが，目標の具体例をあげてみますので，参考にしてみてください。

第1日目の目標は，周産期病棟の特殊性，受け持ち対象者の生活の場を理解することとしてみましょう。また，「受け持ち対象者の状態を，対象との挨拶・対応，観察，記録から把握できる」など，母性看護学の特徴を理解することを目標としてみましょう。

▮ 実習第2日目以降は，受け持ち対象者を主体にした目標をあげられるとよいでしょう

第2日目以降の目標は，「子宮復古促進へ向けた看護ケアを実施し，評価できる」「乳汁分泌促進へ向けた看護ケアを実施し，評価できる」「母子の愛着形成促進のために，新生児の抱っこ，オムツ交換，授乳などの育児技術を安全に行えるよう援助し，評価できる」「新生児の外環境への適応が進むよう看護ケアを実施し，評価できる」「母子を取り囲むサポート状況を把握し，退院へ向けた資源について情報提供を行い，評価できる」などが考えられます。

▮ その日，特に着目すべきことを表現してみましょう

産褥期は，退行性変化や進行性変化の促進，全身状態の回復，母子の愛着形成促進という大きな目標のなかで，その日，特に何に重点を置いてかかわりたいのかを表現してみましょう。皆さんが日々の実習のなかで気になったこと，着目したことが翌日の目標にあがるとよ

いでしょう。

　いずれにしろ，母性看護学の考え方である健康の維持・増進，ウェルネスの考え方で，対象を主体とした目標をあげてみましょう。

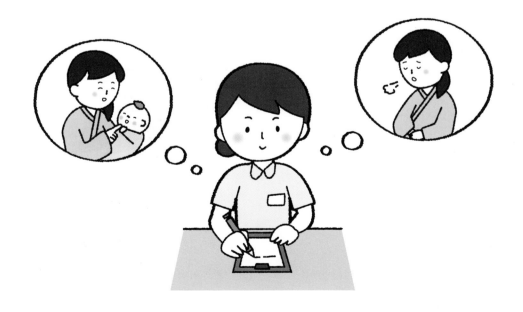

日々の学びに何を書けばよいのかわかりません…

A 日々の学びには，自分がよいかかわりができたと思える場面や反応を記録すると同時に，戸惑ったこと，疑問，手が出なかったことなど，そのときの「事実」と「考え」を記録してみましょう。

解 説

事実と考えを記録する

実習記録の書き方は，学校によりさまざまです。1日実習記録のような日々の記録には，事実（見学したこと／実施したこと）とその事実から気づいたこと，学びを端的に記録していくことが大切です。実際に自分はかかわれなかったが，受け持ち看護師のかかわりから得られた対象の反応と学びを記載してもよいでしょう。翌日以降，重点的にかかわりたい部分や大事にしたいことを書いて，今後のケアにつなげていけるとよいと思います。

実習指導者との振り返りにも役立つ

実習指導者との振り返りにも役立ちますので，実習時間内に記載できることを記録しておきましょう。この日々の学びを通して，学生は看護を経験として学べることになります。

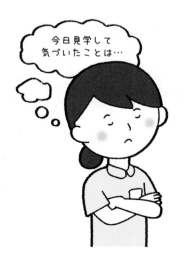

今日見学して
気づいたことは…

最終レポートではどういったことを書けばよいのでしょうか？

 受け持ち対象者の事例を通して，日々感じ，考えた学びを総括し，母性看護の役割や特性，母性看護のあり方など，テーマに沿って書いてみましょう。

解 説

■ 事例の全体像を通して1事例からの学びをレポートする

　最終レポートは，「テーマ」「はじめに」「対象紹介」「看護過程から導き出された看護課題と目標」「看護の実際」「考察」「結論」「引用文献」などから構成されます。この1事例を通して，母性看護の役割とは何か，対象の特性を踏まえた学びを報告することができます。「考察」では，文献を引用して，他の対象との共通部分と事例の個別性の部分から看護のあり方を考えることもできます。日々感じ，考えたこと，カンファレンスで話した内容などを総括して考察し表現できると，よい最終レポートとしてまとまるでしょう。

　また，事例の何に焦点を当てるのか，サブテーマをあげてみましょう。例えば，サブテーマに，「産後の身体回復と母親役割行動についての学び」をあげたとします。経腟分娩と帝王切開分娩では産後の身体回復は異なり，学内の講義での学びと実習場面の経験では，経過の違いを感じるかもしれません。母体の身体回復により，母親役割行動にも日々の違いがあるかもしれません。事前に学んだ講義，演習内容と対象の生の声や経過を重ね合わせながら，どのような看護が必要か，どのようなかかわりが求められているのか，レポートをまとめることもできます。

■ 最終レポートを書くときのポイント

　以下の点を参考に，最終レポートをまとめてみましょう。

- 講義，演習，事前学習で学んだ知識と実際の実習での体験を統合しながら記述しよう。
- この実習を通し，どのような知識，技術が活用できたか，自分のなかで育まれたと思う態度や能力があれば記述しよう。
- 実習を通して気づいた自分の傾向や今後の課題について記述し，次の実習に活かそう。
- 実習を通して得た，母性看護に求められている看護の役割に関する考えを記述しよう。
- 設定された様式や文字数，ページ数は守ろう。
- 着目したサブテーマを入れてみよう。
- 引用文献を用いて考察をしよう。

Q25 自己評価をどのようにつければよいのかわかりません…

A 自己評価とは，学生自身が実習で活動した内容に対する評価です。謙遜することもないですし，誇張する必要もありません。

解 説

■ 自分を客観的にみつめることが大切

　実習生であるあなたは，実習前に自己の傾向や課題を検討し，期待をもって，今回の実習に臨んだと思います。講義や演習ではなく，実際の対象から生の声を聞き，学習環境となる実習施設や実習指導者，教員からの評価を受けることによって，どのような学びを得ることができたでしょうか。自分ができたこと，できなかったことを振り返り，自分の次の課題は何なのかを整理することが自己評価です。実習という授業が自身の成長につながるよう，客観的に評価することが大切です。

　これまでに筆者が目にした多くの学生の自己評価表や，実習後の振り返りの機会にしてもらった自己評価のなかには，指導側の評価に反して驚くほど低く，あるいは高く自己評価する学生がいました。自分を客観的にみつめることができていないのです。例えば，学生との面談時に実習場面の具体例をあげて，「対象の反応からも，とてもよいかかわりができましたね」と伝えると，「そうでしょうか…」とできたことへの実感が湧かない学生もいます。自分が行ったことが「看護」だということに気づけないこともあるようです。

　自分を正しく評価するためには，実習場面を1つひとつ思い浮かべながら，その理由を具体的にあげていくとよいでしょう。記録や実習指導者との日々のかかわりの場面を振り返り，自己評価を通し，行ったことを実感していきましょう。自分ではできたと思っていても，教員や指導者からみたら，別の配慮も必要だったなどと言われるようなこともあるかもしれません。そのような場合には，フィードバックを素直に受け止めて，見直すとよいでしょう。過剰に謙遜することもないですし，よく見せようとする必要もありません。少しでも自分が成長できた部分を自己評価にあげてみてください。

■ 自己評価の際の注意点

　自己評価時の注意点は，看護過程の記録だけができていても，かかわりだけがよくても，実習の達成度は不十分ということです。看護過程で展開される思考過程とコミュニケーション・態度を含む看護実践がバランスよくできて自己評価が高くなるというのがよいでしょう。

索引

編集・執筆者一覧 ··

編集

細坂泰子（ほそさか・やすこ）
慶應義塾大学看護医療学部／大学院健康マネジメント研究科教授

執筆者（五十音順）

浅川友祈子（あさかわ・ゆいこ）　　　　第2部第3章，第4部Q11〜14
東京慈恵会医科大学医学部看護学科助教

池下貴子（いけした・たかこ）　　　　　第1部第2章，第4部Q8〜10
慶應義塾大学看護医療学部助教

辻　恵子（つじ・けいこ）　　　　　　　第1部第1章，第4部Q5〜7
慶應義塾大学看護医療学部／
大学院健康マネジメント研究科准教授

西　佳子（にし・けいこ）　　　　　　　コラム・母性看護学実習で学生に受け持ちされた母親の体験，
北里大学看護学部／　　　　　　　　　　　第2部第1章，第4部Q22〜25
大学院看護学研究科講師

濱田真由美（はまだ・まゆみ）　　　　　コラム・母性看護学実習を体験した先輩のエピソード，
東京慈恵会医科大学医学部看護学科／　　　第3部，第4部Q15〜18
大学院医学研究科看護学専攻准教授

細坂泰子（ほそさか・やすこ）　　　　　第2部第4章，第4部Q1〜4
慶應義塾大学看護医療学部／
大学院健康マネジメント研究科教授

宮内清子（みやうち・きよこ）　　　　　コラム・男子学生が母性看護学実習で学ぶこと，第2部第2章，
愛媛大学大学院医学系研究科／　　　　　　第4部Q19〜21
医学部看護学科教授

母性看護学実習ハンドブック

2023 年 8 月 20 日　発行

編　　集　　細坂泰子

発 行 者　　荘村明彦

発 行 所　　中央法規出版株式会社
　　　　　　〒110-0016　東京都台東区台東3-29-1　中央法規ビル
　　　　　　TEL 03-6387-3196
　　　　　　https://www.chuohoki.co.jp/

装幀・本文デザイン・イラスト・印刷・製本　　永和印刷株式会社

本書の内容に関するご質問については，下記URLから「お問い合わせフォーム」にご入力いただきますようお願いいたします。
https://www.chuohoki.co.jp/contact/